Dr R. OPPENHEIM

ANCIEN INTERNE DES HOPITAUX DE PARIS

Les Capsules Surrénales

Leur fonction antitoxique

Étude expérimentale, anatomique et clinique
de la glande surrénale
dans les infections et les intoxications aiguës

PARIS

J.-B. BAILLIÈRE et FILS

19, rue Hautefeuille, 19

1902

LES

CAPSULES SURRÉNALES

TRAVAUX DU MÊME AUTEUR

Sur les formes incomplètes de la neurofibromatose (en collaboration avec M. Feindel). *Archives générales de Médecine, juillet 1898.*

Persistance du bacille de Lœffler dans la gorge des sujets atteints de diphtérie (en collaboration avec M. Ulmann). *Presse Médicale, 31 août 1898, n° 72.*

La Péritonite par perforation au cours de l'entérite tuberculeuse (en collaboration avec M. Laubry). *Archives générales de Médecine, juin 1899.*

Tétanos traumatique à évolution subaiguë, injections sous-cutanées de sérum antitoxique : guérison (en collaboration avec M. Ménétrier).*Bulletin de la Société médicale des hôpitaux, 19 janvier 1900.*

Recherches sur la bactériologie du rhumatisme articulaire aigu (en collaboration avec M. Lippmann). *Bulletin de la Société de Biologie, 24 février 1900.*

Maladie d'Addison à évolution suraiguë : mort rapide par infection angineuse (en collaboration avec M. Ménétrier). *Bulletin de la Société médicale des hôpitaux, 30 mars 1900.*

La sérothérapie curative du tétanos traumatique (en collaboration avec M. Loeper). *Archives générales de Médecine, avril 1900.*

Un cas de rage humaine (en collaboration avec M. Ménétrier).*Bulletin de la Société médicale des hôpitaux, 11 mai 1900.*

Les adénomes des capsules surrénales. *Bulletin de la Société Anatomique, décembre 1900, page 997.*

Fracture de la base du crâne, hémorragie sous-durale (en collaboration avec M. Lenormant). *Bulletin de la Société Anatomique, décembre 1900, page 1057.*

Rôle des capsules surrénales dans la résistance à quelques infections expérimentales. *Bulletin de la Société de Biologie, 22 mars 1901.*

Rôle des capsules surrénales dans la résistance de la toxi-infection diphtérique. *Bulletin de la Société de Biologie, 22 mars 1901.*

Lésions des capsules surrénales dans quelques infections expérimentales (en collaboration avec M. Loeper). *Bulletin de la Société de Biologie, 22 mars 1901, et Archives de Médecine expérimentale et d'anatomie pathologique, mai 1901.*

La diazoréaction d'Ehrlich (en collaboration avec M. Loeper). *Gazette des Hôpitaux, 25 mai 1901, n° 60.*

Lésions des capsules surrénales dans quelques maladies infectieuses aiguës (en collaboration avec M. Loeper). *Bulletin de la Société de Biologie, 13 juillet 1901, et Archives de Médecine expérimentale et d'anatomie pathologique, septembre 1901.*

Lésion des capsules surrénales dans quelques intoxications expérimentales (en collaboration avec M. Loeper). *Bulletin de la Société de Biologie, 8 février 1902.*

Dᵣ R. OPPENHEIM

ANCIEN INTERNE DES HOPITAUX DE PARIS

Les Capsules Surrénales

Leur fonction antitoxique

Étude expérimentale, anatomique et clinique
de la glande surrénale
dans les infections et les intoxications aiguës

PARIS

J.-B. BAILLIÈRE ET FILS
19, rue Hautefeuille, 19

1902

LES

CAPSULES SURRÉNALES

INTRODUCTION

Le point de départ des recherches qui font le sujet de ce travail nous a été fourni, il y a deux ans, par l'observation d'un cas de maladie d'Addison, ou plus exactement de surrénalite caséeuse chronique, n'ayant encore provoqué l'apparition que de rares et très légers symptômes addisonniens, au cours de laquelle une infection intercurrente, qui semblait au premier abord être extrêmement bénigne, prit rapidement une allure des plus graves et entraîna en quelques jours la mort de la malade.

Il est de notion courante aujourd'hui que le pronostic des maladies infectieuses dépend en grande partie du terrain sur lequel elles surviennent et que, parmi les conditions qui commandent le degré de résistance des malades, l'une des principales est l'état d'intégrité ou d'altération antérieur de leurs organes. Ainsi, à des titres divers, les lésions anciennes du foie, des reins, du cœur, des poumons, du système nerveux, sont susceptibles d'aggraver la marche d'une pyrexie. De même lorsque l'infection détermine elle-même, au niveau

d'un de ces organes jusqu'alors intact une altération profonde, l'évolution ultérieure de la maladie en est modifiée et
le pronostic assombri. Aussi ne manque-t-on jamais de s'en-
quérir de l'état de ces divers organes quand on veut évaluer
les chances de guérison que présente un malade.

Nous avons ainsi été amené à nous demander si ce qui
était vrai pour le foie, les reins, le cœur, l'était également pour
les capsules surrénales. Dans quelle mesure et pour quelles
raisons la destruction de ces glandes peut-elle modifier l'é-
volution d'une maladie infectieuse ou d'une intoxication
aiguë? Quels sont, en envisageant le problème d'une façon
un peu plus générale, les rapports qu'on peut établir entre
la marche des infections et l'état fonctionnel des capsules
surrénales?

C'est à la physiologie normale et pathologique, à l'anatomie pathologique et à la clinique qu'il convenait de demander une réponse à ces diverses questions. La physiologie
normale nous apprend que les organes surrénaux ont pour
principale fonction de détruire ou de neutraliser certains
poisons produits par le fonctionnement régulier de l'organisme, et notamment par le travail musculaire. A l'état pathologique, il semble qu'ils peuvent agir de même à l'égard
des poisons exogènes et des toxines microbiennes. C'est la
démonstration de ce pouvoir antitoxique spécial des capsules,
déjà entreprise par CHARRIN et LANGLOIS, par ROGER, qu'il nous
a paru essentiel de compléter, car c'est elle qui nous per-
mettra de comprendre pourquoi l'intégrité de ces glandes
est indispensable dans la lutte de l'organisme contre les
infections. Nous avons donc essayé d'accumuler des preuves
multiples en faveur de cette fonction antitoxique des surrénales dans les intoxications et les infections expérimentales.

D'autre part, l'anatomie pathologique nous montre que les infections expérimentales et humaines déterminent presque constamment de graves lésions surrénales et nous enregistrerons ces faits avec d'autant plus de soin que nous y voyons une nouvelle preuve du rôle que jouent les capsules surrénales dans la défense de l'organisme. On sait bien aujourd'hui, en effet, que ce sont les organes, qui sont le théâtre de la lutte la plus active, qui s'altèrent le plus profondément au cours des infections et des intoxications.

A la clinique, enfin, nous demanderons la solution d'un double problème. Y a-t-il, au cours ou à la suite des maladies infectieuses, des symptômes susceptibles de révéler l'altération des organes surrénaux ? Est-il possible, d'autre part, de constater chez les individus porteurs de lésions surrénales anciennes une évolution spéciale des maladies infectieuses intercurrentes et d'établir à quelle loi pathologique obéit cette évolution ?

Ce travail comprendra quatre parties :

Dans la première, nous résumerons aussi brièvement que possible, l'état actuel de nos connaissances sur l'histologie et la physiologie normales des capsules surrénales.

Dans la seconde, nous apporterons la démonstration expérimentale du rôle important joué par les organes surrénaux dans la résistance de l'organisme aux infections et aux intoxications aiguës.

La troisième partie sera consacrée à l'étude des lésions que provoquent au niveau des glandes surrénales les infections et les intoxications expérimentales ou humaines.

Dans la quatrième enfin, nous étudierons les relations que l'observation clinique permet d'établir entre la marche des maladies infectieuses et l'existence de lésions surrénales anciennes ou récentes.

Mais avant d'aller plus loin, nous tenons à adresser nos respectueux remerciements à ceux de nos Maîtres qui nous ont, à des titres divers, facilité l'accomplissement de cette tâche : à Monsieur le Docteur Menétrier qui a bien voulu nous associer à l'étude qu'il a faite du cas de maladie d'Addison dont nous parlions tout à l'heure ; à MM. les Docteurs Letulle et Gilbert Ballet qui nous ont permis de disposer des ressources de leurs beaux laboratoires de Boucicaut, de Saint-Antoine et de l'Hôtel-Dieu, et nous ont à diverses reprises aidé de leurs conseils.

Une partie de nos recherches sur les capsules surrénales ont été faites en collaboration avec M. Loeper. Ces recherches communes ont fourni déjà matière à plusieurs mémoires publiés antérieurement. Aussi ne ferons-nous que les résumer brièvement dans la troisième partie du présent travail. Mais nous sommes heureux de cette occasion de dire à notre excellent ami combien sa collaboration nous a été précieuse et combien profonde et sincère est l'affection que nous lui portons.

PREMIÈRE PARTIE

STRUCTURE ET PHYSIOLOGIE DE LA GLANDE SURRÉNALE

CHAPITRE PREMIER
Histologie et Embryologie (1)

I. — Les premiers renseignements relatifs à la structure intime des capsules sont dus à Pappenheim (2) et à Oesterlen (3), mais ils sont encore trop vagues pour que nous nous y arrêtions. Le mémoire d'Ecker, paru en 1846, est beaucoup plus important. Il établit l'analogie de structure des glandes surrénales chez les vertébrés et montre que ces organes se composent d'utricules glandulaires closes, limitées par une membrane anhyste et renfermant une masse granuleuse, parsemée de noyaux ; ces utricules ou cylindres sont entourés par un réseau vasculaire ; il s'ensuit que la capsule doit être considérée comme une glande, conclusion qui est acceptée par Frey (5). Mais quelques années après, en 1853, Leydig (6) s'inscrit en faux contre cette théorie et fait de la capsule un organe nerveux. Kölliker (7), au contraire, revient à la théorie glandulaire et donne une description détaillée des cylindres surrénaux ; il indique le premier la structure des cellules qui les remplissent ; enfin il constate l'existence dans

---

(1) Nous croyons inutile, au début de ce travail, d'exposer l'anatomie macroscopique normale de la glande surrénale. Nous aurons occasion, en étudiant la technique de la décapsulation expérimentale, d'indiquer les particularités importantes à ce point de vue. Pour le reste, nous renvoyons aux traités classiques d'anatomie ainsi qu'au récent travail d'Albarran et Cathelin (1).

le parenchyme surrénal de cellules dont la morphologie rappelle celle des cellules nerveuses. Ces travaux sont bientôt confirmés par ceux de Virchow, de Harley, de Henle. Puis la question fait un nouveau pas avec le mémoire de Arnold (8), lequel établit, en se basant sur le trajet des vaisseaux et sur la disposition du tissu conjontif, la division restée classique de la substance corticale en trois zones : zones glomérulaire, fasciculée et réticulée.

Viennent ensuite les recherches de Holm, de Grandry qui s'attachent à démontrer la richesse des capsules en éléments nerveux ganglionnaires. Grandry (9) signale le premier la présence de cellules pigmentaires et l'existence dans les parois veineuses de puissants éléments musculaires.

Citons encore Gottschau (10), Canalis, Stilling (11) et Dogiel (12). Ce dernier a étudié avec soin la distribution des éléments nerveux dans les capsules. Nous arrivons maintenant au travail capital de Pettit (13), qui fait de la capsule surrénale, au point de vue de l'anatomie comparée et de l'histologie, une étude complète à laquelle nous ferons de larges emprunts. Plus récemment encore la question a été reprise par Renaut (14) et par Guieysse (15). C'est en nous guidant sur les travaux de ces derniers auteurs ainsi que sur nos propres recherches que nous avons essayé, avec M. Loeper, d'exposer succinctement la structure de la glande surrénale chez le cobaye.

II. — Nous reproduisons ci-dessous les pages que nous avons, en collaboration avec Loeper, consacrées à cette étude dans un travail paru antérieurement (149) : « La capsule surrénale du cobaye est remarquable par son volume qui atteint 1/8 et 1/6 du volume du rein sous-jacent. D'après nos examens, elle pèserait de 12 à 15 centigrammes. Sa coloration est jaune pâle; à la coupe, elle apparaît formée de deux substances, l'une centrale et l'autre périphérique, qui sont décrites par tous les auteurs sous le nom de couche corticale et de couche médullaire. Les deux zones sont séparées par un liseré plus foncé brunâtre, nettement perceptible à l'œil nu.

Sur une coupe faite perpendiculairement au grand axe de la capsule surrénale, la substance médullaire présente une forme ovalaire, entourée de tous côtés par la couche périphérique. Sur une coupe parallèle, au contraire, à l'axe de la capsule, la substance médullaire est très allongée, effilée à ses extrémités; en certains points, elle pénètre assez profondément dans la couche sous-jacente qui devient légèrement onduleuse.

« La couche corticale se divise depuis KÖLLIKER, en trois zones : glomérulaire, fasciculée, réticulée.

« La couche glomérulaire est située immédiatement au-dessous de l'enveloppe conjonctive de la glande. Elle est formée de pelotons cellulaires, ou mieux de tubes courts de dimensions variables, composés de 18 à 20 cellules et plus allongés, couchés parallèlement à la capsule fibreuse. Parfois, en leur centre, on voit un espace vide, plus ou moins large, qui donne au peloton glomérulaire un aspect d'acinus glandulaire. Dans le plus grand nombre des cas, le tube est plein sans lumière centrale.

« Les cellules qui constituent ces glomérules présentent un noyau bien colorable par les réactifs usuels, la thionine en particulier et toute la série des bleus : on y note trois ou quatre nucléoles et souvent une élégante rosace de chromatine. Nous n'y avons pas vu, à l'état normal, de figures karyokinétiques, alors que les mitoses nous ont semblé fréquentes chez les animaux ayant subi l'ablation préalable d'une capsule.

« Le protoplasma est légèrement granuleux, il prend assez énergiquement l'éosine et souvent se teinte légèrement par l'hématéine en violet pâle.

« Des faisceaux conjonctifs, semés de rares noyaux effilés, entourent ces pelotons glomérulaires et s'unissent au lacis conjonctif des zones sous-jacentes et à la capsule d'enveloppe. On peut y suivre, dans certains cas, des tubes nerveux bien développés.

« La couche sous-jacente est nommée zone fasciculée. Cette dénomination, fort exacte pour la partie la plus interne de cette couche, ne l'est pas pour la partie sous-glomérulaire. En effet, en ce point les cellules sont disposées sans ordre, écartées par endroit les unes des autres, par les lumières de petits capillaires béants. Elles présentent de plus, comme l'ont bien remarqué Pettit, puis Guieysse, un protoplasma très spécial comme aréolaire et gorgé de sucs, auquel Guieysse donne le nom de protoplasma spongieux. D'où le nom de spongiocytes donné aux cellules et celui de couche spongieuse à la zone qu'elles constituent.

« Ce n'est que dans la partie interne, la plus considérable, il est vrai, de la couche fasciculée, que l'on voit se former des faisceaux de cellules dirigés parallèlement les uns aux autres et comme radiés vers le centre médullaire.

« Les extrémités de ces cordons se perdent en haut dans la couche sous-glomérulaire, s'arrêtent en bas au milieu des cellules de la couche réticulée, sur la bordure même de la couche médullaire.

« Les cellules présentent un noyau fort analogue à celui des cellules glomérulaires, le protoplasma est également granuleux, mais se teinte moins énergiquement.

« Le tissu conjonctif est là plus évident que dans la couche précédente, il est semé de petits lacs capillaires, surtout nets dans les congestions de la glande.

« La couche réticulée est, au point de vue anatomique, formée d'un tapis de cellules propres polygonales sur lequel se détachent en plus foncé les cordons pleins venus de la couche fasciculée. Cette couche réticulée est pénétrée par de nombreux capillaires sanguins et par quelques tubes nerveux peu nets chez le cobaye, mais très évidents chez le veau et chez le mouton.

« La couche centrale ou couche médullaire a été décrite très différemment par les histologistes. Les uns y ont vu des cellules vacuolaires, les autres des cellules à protoplasma un peu flou, mais uniforme. Comme le fait très justement remarquer GUIEYSSE, elle est très difficile à fixer. Elle apparaît formée de cellules tassées sans ordre et séparées par de nombreux vaisseaux sanguins qui les isolent en amas de 10 à 12 cellules. Les noyaux se teintent très énergiquement, mais le protoplasma est mal colorable par les réactifs acides. La thionine les teinte en vert après décoloration par l'alcool.

« Au centre de cette couche, on trouve habituellement 2 ou 3 grosses veines à parois épaisses d'où rayonnent des tractus fibreux. Les capillaires sanguins la sillonnent en tous sens et se perdent dans les couches sus-jacentes.

« On a décrit dans la capsule surrénale des corps sidérophiles (GUIEYSSE). Ces corps, visibles après traitement des coupes par l'hématoxyline au fer, occupent le protoplasma [de certaines cellules, plus particulièrement celles de la couche fasciculée et sous une forme différente celles de la couche réticulée. Ces corps sont identiques aux formations ergastoplastiques de CH. GARNIER (GUIEYSSE). Ils n'existent pas dans la couche médullaire, ni dans la zone sous-glomérulaire.

« Quant au pigment de la capsule surrénale, il forme à un faible grossissement une bande continue dans la couche réticulée, à la limite même de la zone médullaire.

« Cette localisation n'a rien de spécial au cobaye, elle est constante chez le veau, le mouton et l'homme. Ce sont des granulations jaune orangé, de volume différent, occupant le protoplasma de toutes les cellules de la couche réticulée.

« Enfin, outre le ciment intercellulaire teinté en noir par l'acide osmique et signalé par Renaut, on trouve dans toutes les couches de la capsule surrénale des granulations graisseuses. Ces granulations sont surtout abondantes dans la partie sous-glomérulaire de la couche fasciculée et dans la couche réticulée. Elles sont rares dans les cordons pelotonnés de la couche glomérulaire, et dans ceux allongés de la couche fasciculée. Cette localisation, indiquée déjà par Guieysse, nous paraît constante.

« Nous insisterons en terminant sur un point particulier d'histologie normale. Guieysse signale dans la couche médullaire du cobaye des amas de leucocytes mononucléés que Haltgren et Andersen (46) ont déjà signalés chez le chat. Nous les avons souvent rencontrés : ce sont des amas lymphocytiques formés de cellules à noyau arrondi pourvu de grains chromatiques en rosace et à protoplasma légèrement basophile, identiques aux lymphocytes. Nous ne les avons pas vus dans l'écorce même, mais immédiatement au-dessous de la capsule conjonctive. Il nous semble qu'on pourrait les considérer comme des formations hématopoiétiques rudimentaires, analogues à celles qu'on constate dans le pancréas et parfois dans le tissu conjonctif du foie. »

III. — La structure de la glande surrénale chez l'homme reproduit dans ses grands traits celle de la glande du cobaye et celle de la glande du chien, telle qu'elle a été magistralement exposée par Renaut. Après ce que nous venons de dire il ne nous paraît utile d'insister que sur quelques points :

1° Le grand axe de la glande est occupé par une veine de large calibre par rapport à laquelle semblent s'être ordonnées toutes les parties constitutives de la capsule. Sur les coupes transversales faites par le milieu de l'organe, cette veine apparaît largement béante et entourée par la substance médullaire. Plus en dehors est la substance corticale. La glande entière est enclose par une capsule fibreuse qui, de distance en distance, envoie dans son intérieur des cloisons radiées qui, rapidement, deviennent très délicates et s'épuisent.

2° Nous retrouvons dans la substance corticale les trois zones glomérulaire, fasciculée et réticulée précédemment décrites. Ce qu'il faut retenir, c'est que ces trois zones sont constituées par les mêmes éléments : cordons corticaux repliés et dirigés de diverses manières; pelotonnés dans la zone glomérulaire, ils s'allongent en sens radiaire dans la zone fasciculée pour former dans la troisième zone « une sorte de rets tangentiel commandé sur ce point par la direction des vaisseaux plus larges, et concentrique à la substance médullaire et à la veine centrale » (Renaut). Ces cordons corticaux, toujours pleins et formés par la juxtaposition de cellules, accolées les unes aux autres, présentent, examinés à un fort grossissement, les caractères des cylindres granuleux que Renaut a étudiés dans la surrénale des oiseaux. Leurs cellules sont en effet remplies d'une multitude de granulations brillantes bien mises en évidence par la fixation au moyen de l'acide osmique.

3° La substance médullaire est formée de cordons plus larges, disposés en ordre serré tout autour de la veine centrale. Les cordons, toujours pleins comme dans le reste de la glande, renferment des cellules très délicates qui reproduisent les caractères des cellules des cylindres hyalins de la surrénale du poulet (Renaut). Ces cellules polyédriques sont soudées les unes aux autres par des lignes de ciment très minces. Leur noyau est ovalaire ou arrondi. Le corps cellulaire ne se colore point en noir par l'acide osmique; le protoplasma est hyalin et très réfringent, d'où l'aspect flou de la cellule. Néanmoins, à un très fort grossissement, on reconnaît qu'il est formé par des granulations claires très petites, toutes très voisines les unes des autres et noyées dans un plasma translucide. Quand la cellule n'a pas été fixée instantanément, ce plasma vitreux qui l'imbibe sort avec une multitude de gouttes sarcodiques par toutes ses faces; alors la cellule prend une apparence multipolaire à festons concaves qui a fait admettre pendant longtemps qu'il s'agissait d'un élément nerveux. RENAUT, auquel nous empruntons cette description, rejette complètement cette manière de voir.

4° La glande surrénale n'en renferme pas moins un dispositif nerveux très riche et très compliqué, bien étudié par DOGIEL (12) et qu'on peut considérer comme un centre périphérique de signification sympathique. Les formations ganglionnaires de ce centre consistent en des cellules nerveuses multipolaires entourées d'une capsule endothéliale et contenues presque exclusivement dans la substance médullaire où elles doivent être distinguées des cellules glandulaires. On les reconnaît à leur gros noyau vésiculeux et à la corbeille de filaments nerveux qui les entoure. Autour de ces grandes cellules, on voit de petites cellules ganglionnaires du type sympathique à corps globuleux ou ovalaire et émettant en divers sens trois ou quatre prolongements protoplasmiques; elles se colorent par le chromate d'argent et le bleu de méthylène. La substance médullaire de la surrénale renferme donc un petit centre nerveux périphérique plexiforme; en revanche la substance corticale ne renferme que des fibres nerveuses; celles-ci proviennent du plexus rénal et du ganglion semi-lunaire. RENAUT les divise en nerfs médullaires destinés au ganglion plexiforme central, lesquels ne font que traverser la couche corticale, et nerfs corticaux qui se ramifient dans les intervalles des cordons, formant par leurs dernières arborisations une sorte de cadre pour la base d'implantation de chaque cellule. Mais jamais on ne voit les fibres pénétrer dans l'intérieur des cordons, et venir entre les cellules d'un même cylindre cortical (DOGIEL). Il semble donc que les cordons corticaux soient innervés par des terminaisons nerveuses appliquées à leur surface, mais ne les pénétrant pas.

Dans la substance médullaire, au contraire, il existe un vaste réseau nerveux formé tant par les arborisations terminales des fibres corticales que par les nerfs médullaires, qui ont pénétré par le hile de la capsule. Les fibres terminales de ce réseau pénètrent dans l'épaisseur des cordons glandulaires et viennent au contact direct des cellules.

5° Nous n'entrerons pas dans les détails de l'irrigation sanguine et lymphatique de la capsule surrénale n'ayant rien à ajouter sur ce point aux descriptions classiques.

Nous renvoyons au travail d'ALBARRAN et CATHELIN pour le trajet extra-capsulaire des artères, veines et lymphatiques et à l'article de RENAUT pour la distribution des vaisseaux à l'intérieur de la glande. Nous aurons, dans une autre partie de ce travail, l'occasion d'étudier la disposition spéciale du réseau veineux à laquelle on peut rattacher la production, si fréquente des cavités centrales sur les capsules recueillies à l'autopsie.

IV. — Nous serons très bref également sur l'embryologie de la capsule surrénale. Depuis les travaux de BALFOUR (16), de BRAUN (17), de KÖLLIKER, de MITSUKURI (18), de WELDON (19) et de MIHALCOWICS (20), on admet que les glandes surrénales chez les anamniotes ont une double origine. La couche corticale provient de l'épithélium germinatif par l'intermédiaire d'une formation spéciale (corps interrénal de BALFOUR chez les sélaciens) et la substance médullaire, en partie tout au moins, du sympathique par l'intermédiaire de deux bourgeons pairs les corps suprarénaux qui sont issus de l'ébauche du sympathique et s'unissent au corps interrénal.

Chez les mammifères, INIBA (21) a retrouvé des faits analogues en étudiant les embryons de souris; il a montré que l'ébauche de l'organe résulte du concours de deux formations : la substance corticale qui prend son origine dans l'épithélium du cœlome; la substance médullaire qui vient des éléments sympathiques et pénètre secondairement la couche corticale. La capsule surrénale fœtale ainsi constituée prend place au-dessus du rein définitif et reste longtemps plus grosse que lui. Chez le fœtus humain de trois mois, elle a un volume égal à celui du rein. RENAUT (14), qui a étudié sa structure à cette époque, signale l'envahissement de la substance corticale par des bourgeons médullaires qui y forment sur les coupes de petits îlots isolés et arrondis, ce qui explique qu'exceptionnellement on rencontre dans la substance corticale de l'organe adulte des éléments médullaires; il n'admet pas l'opinion de JANOSIK (22) et de GOTTSCHAU (23), qui considèrent les cordons médullaires comme résultant d'une évolution progressive des cordons corticaux; il y a d'après lui, à la période fœtale, entre les cordons médullaires à peine ébauchés et les cordons corticaux déjà bien développés, une démarcation tout à fait nette.

Plus récemment la question du développement de la surrénale a été reprise par AICHEL (24) qui, fort de nombreuses recherches chez les sélaciens et chez les mammifères, émet l'opinion suivante : chez les vertébrés inférieurs le corps interrénal (ébauche de la substance corticale) provient d'une prolifération des cellules de la paroi interne des entonnoirs du mésonéphros, le corps suprarénal (ébauche de la substance médullaire) provenant des canaux transversaux de ce même mésonéphros. Chez les vertébrés supérieurs, il n'y a qu'une ébauche surrénale, qui provient de même des entonnoirs du mésonéphros; quant au développement de la substance mé-

dullaire, Aɪᴄʜᴇʟ rejette formellement son origine sympathique ; elle provient du même tissu que la substance corticale
et elle se différencie dès le 3ᵐᵉ mois, époque à laquelle il ne
saurait être question d'immigration sympathique. Si plus
tard cette immigration a lieu, elle contribue simplement à
former les cellules nerveuses isolées qu'on rencontre dans
la capsule surrénale de l'adulte. Sᴡᴀʟᴇ Vɪɴᴄᴇɴᴛ (25) a critiqué
cette opinion et en établissant la présence des mêmes cellules chromogènes dans la substance médullaire surrénale, dans
les ganglions sympathiques et dans la glande caroditienne,
s'est fait le défenseur convaincu de la théorie classique de
l'origine distincte des deux substances.

Sans insister plus longuement sur cette discussion, nous
retiendrons surtout comme fait essentiel, au point de vue
fonctionnel, le volume relativement énorme de la capsule surrénale du fœtus et du nouveau-né ; à la naissance son poids
égale ou dépasse celui du rein, ce qui doit nous faire supposer qu'elle joue durant la vie fœtale un rôle fort important.

CHAPITRE II

Physiologie normale.

…Nous n'entreprendrons pas ici de présenter l'historique complet des recherches faites depuis un siècle sur le rôle des glandes surrénales.. La question est exposée de façon lumineuse dans la thèse de Langlois (26). Cet auteur, dont les travaux ont fait faire un progrès énorme à la connaissance des fonctions surrénales, a réuni dans son ouvrage, avec l'exposé de ses propres recherches et de celles de ses collaborateurs Abelous, Chassevant et Charrin, le résumé de tous les travaux importants parus sur la question jusqu'en 1897.

Nous nous contenterons ici de mettre en relief les faits essentiels, en insistant sur les publications postérieures à cette époque.

Pour étudier les fonctions des glandes vasculaires sanguines et de la surrénale en particulier, les physiologistes ont eu recours aux procédés suivants : Ablation ou destruction complète ou incomplète de l'organe étudié.

Préparation d'un extrait glandulaire dont on étudie les propriétés *in vitro* et *in vivo*, recherche chimique du principe actif de cet extrait.

Enfin étude histophysiologique du mécanisme intime de la sécrétion.

Par ces procédés d'investigation, on a pu démontrer que les glandes surrénales ont une double fonction : la première est de protéger l'organisme contre certains poisons endogénes ou exogènes, la seconde est de maintenir la pression artérielle normale.

Nous nous proposons donc d'exposer l'état actuel de nos connaissances sur ces divers points.

I. — EFFETS DE L'ABLATION OU DE LA DESTRUCTION EXPÉRIMENTALES DES GLANDES SURRÉNALES ACTION ANTITOXIQUE DE CES GLANDES

En 1856, au moment même où ADDISON (27) rattachait à l'altération des capsules surrénales la production de la maladie bronzée, BROWN-SÉQUARD (28) démontrait le premier les effets mortels de la destruction expérimentale de ces organes; il étudiait les symptômes qui précèdent la mort des animaux en expérience et signalait déjà la toxicité de leur sang.

Les années suivantes virent ces conclusions attaquées sans preuves suffisantes par PHILIPPEAUX (29), HARDY (30), GRATIOLET (31), BERRUTI (32) et SCHIFF (13). Puis viennent les travaux de NOTHNAGEL (34), qui cherche à reproduire la pigmentation de la maladie d'Addison, en irritant les capsules, et de TIZZONI (35), qui détruit les glandes par le curettage, dans le but de produire expérimentalement la maladie bronzée. Ce dernier obtient la mort de ses animaux, même après destruction unilatérale de la glande; aussi attribue-t-il la mort à des lésions nerveuses consécutives; en outre, il signale chez les animaux opérés la reproduction des capsules, véritable régénération de la partie extirpée. Cette manière d'envisager les faits fut vivement combattue par STILLING (36), lequel montra que si l'ablation bilatérale est toujours mortelle, la destruction unilatérale permet une survie très longue et détermine chez les jeunes animaux l'hypertrophie compensatrice des parties respectées et non

pas, comme le voulait Tizzoni, la régénération des parties détruites. C'est la première mention de ce phénomène d'hypertrophie compensatrice, point très important sur lequel nous
aurons à revenir longuement. Nous arrivons aux importantes recherches de Langlois concernant l'ablation des capsules surrénales de la grenouille. Dans une série de mémoires
publiés en collaboration avec Abelous (37 et 38), il établit
définitivement les points suivants : La cautérisation d'une
glande surrénale n'amène chez la grenouille aucun trouble
appréciable ; la destruction des deux capsules entraîne la
mort à brève échéance (3 ou 4 jours au plus). Le mécanisme
de la mort est celui d'une véritable auto-intoxication ; car
normalement l'animal fabrique des poisons, qui sont détruits
ou transformés soit dans l'intérieur de la glande, soit dans
le sang par une substance qu'elle y déverse. Les surrénales
sont donc des glandes vasculaires sanguines, chargées de modifier, neutraliser ou détruire des poisons fabriqués au cours
du travail musculaire, ainsi que l'établissent la toxicité du sang
et de l'extrait de muscles des grenouilles acapsulées, l'accumulation dans leur sang d'un poison présentant des analogies avec le curare, enfin leur diminution de résistance à
la fatigue. Ce dernier point a été confirmé par les travaux
d'Albanèse (39).

Des recherches analogues ont été poursuivies par Langlois,
sur les mammifères : lapins, cobayes et chiens (40). Citons tex-
tuellement ses conclusions sur ce point : « La destruction
d'une seule capsule n'est pas mortelle ; la destruction des deux
capsules au contraire amène rapidement la mort de l'animal
avec tous les symptômes décrits par Brown-Séquard : paralysie du train postérieur, puis des muscles respirateurs. Cette
paralysie porte d'après nos études sur les plaques terminales
motrices ; c'est du moins ce que les recherches faites avec le
sang des animaux morts à la suite de l'ablation des capsules

tendent à établir. Au moment de la mort et même un peu avant, l'excitation du sciatique et du phrénique ne produit aucun effet, alors que les muscles ont conservé en partie leur excitabilité. Le sang de ces animaux, injecté à des grenouilles, détermine des phénomènes analogues à ceux de la curarisation. Chez le chien, la mort arrive dix-sept heures en moyenne après l'extirpation de la seconde capsule. Il suffit de laisser un onzième du poids total pour observer la survie. L'existence de capsules accessoires permet également la survie. »

Pendant et après la publication des divers mémoires de LANGLOIS, d'autres auteurs étudient également la question. C'est ainsi que GOURFEIN (41) pratique à son tour la décapsulation sur la grenouille et le pigeon ; comme LANGLOIS, il voit toujours la destruction complète des deux glandes déterminer la mort ; la destruction d'une seule glande ou d'une glande et d'une partie de l'autre n'amène aucun trouble. La greffe d'une capsule d'un animal de même espèce prolonge la vie des animaux décapsulés, tandis que la greffe d'une glande d'un animal d'espèce différente n'a aucun effet. Le traumatisme opératoire n'est pas la cause de la mort ; celle-ci est due à une auto-intoxication par accumulation dans les organes et le sang de substances toxiques, que normalement détruit la glande surrénale. Mais, contrairement à ABELOUS et LANGLOIS, GOURFEIN ne croit pas qu'il s'agisse de poisons curarisants ; il n'a jamais pu constater les phénomènes de curarisation signalés par ces auteurs ; il a vu au contraire les nerfs moteurs et leurs terminaisons intermusculaires conserver leur excitabilité électrique et leur action sur les muscles jusqu'à la mort et même au delà.

BOINET (42), dans une série nombreuse de publications, étudie les effets de l'ablation des capsules chez le rat d'égout. Son but est de reproduire expérimentalement les grands

symptômes de la maladie d'Addison et nous aurons à voir
plus loin dans quelle mesure il y est parvenu. Contentons-
nous de noter ici qu'il n'a pas obtenu constamment, comme
les auteurs précédents, la mort à bref délai par la décapsulation totale, malgré qu'il ait pris soin d'enlever les capsules
accessoires fréquentes chez le rat. Ses recherches sont in-
téressantes encore, en ce qu'elles établissent la diminution
de la résistance à la fatigue des animaux décapsulés et qu'elles donnent des aperçus nouveaux sur le mécanisme de la
mort. Quand la mort est rapide, dit-il, elle est due au shock
nerveux. Si la mort est au contraire tardive (plusieurs jours
ou plusieurs semaines après l'opération), elle relève d'une
des trois causes suivantes : 1° rétention dans les muscles, le
sang et les viscères de substances toxiques qui ne sont pas
éliminées en raison de la destruction des capsules ; 2° altération du sang qui contient dans les deux tiers des cas du pigment noir, des granulations ocres et des cristaux dérivés de
l'hématoïdine ; 3° enfin altérations inconstantes de la moëlle
et du sympathique.

Thiroloix (43) a pratiqué sur le chien l'ablation uni ou bilatérale des capsules. Il arrive à conclure, comme Langlois,
que l'ablation unilatérale ne produit aucun accident ; les animaux sacrifiés au bout de 5 ou 6 mois présentent une hypertrophie de la glande laissée en place. L'ablation d'une capsule avec broiement de l'autre détermine un amaigrissement
lent et progressif, mais si on laisse quelques milligrammes
de parenchyme sain, il n'y a pas de manifestations morbides.

Pettit, dans le travail auquel nous avons déjà fait allusion (13) a étudié avec soin l'hypertrophie compensatrice consécutive à l'ablation d'une seule glande. Il pratique la décapsulation unilatérale sur des anguilles et sacrifie ses animaux
en parfaite santé, deux à six mois après l'intervention ; la

glande surrénale laissée en place est augmentée de volume;
sur les coupes histologiques examinées à un faible grossissement, on constate la dilatation des vaisseaux dont le diamètre est double ou triple de l'état normal; les cylindres surrénaux présentent, au lieu d'une seule couche de cellules deux
ou trois rangées de ces éléments; en moyenne ces cellules ont
une hauteur de 35 μ, c'est-à-dire le double de la hauteur normale. Il y a donc non pas seulement augmentation macroscopique du volume de l'organe, comme l'avait vu STILLING,
mais hypertrophie compensatrice fonctionnelle.

A la même époque (1896), ETTLINGER et NAGEOTTE (44) étudient les lésions du système nerveux central consécutif à la
décapsulation expérimentale. Dans la moelle, la plupart des
cellules sont altérées : la masse du protoplasma est gonflée
et les prolongements protoplasmiques augmentés de largeur.
Une des altérations les plus caractéristiques est la présence
dans le protoplasma de courtes fissures qui circonscrivent
des fragments irréguliers. Le noyau ne paraît pas notablement altéré. Dans presque toutes les cellules du cerveau, on
retrouve des lésions du même type avec quelques différences
de détail. Dans le cervelet, les cellules de PURKINGE n'ont pas
de fissures, mais elles présentent des lésions de leurs cor-
puscules chromatiques. DONETTI (45), l'année suivante, a reproduit des lésions analogues (protoplasma vacuolaire, altérations nucléaires) avec prédominance au niveau du bulbe.

En 1899, HALTGREN et ANDERSON (46) pratiquent à leur tour
l'ablation des capsules sur divers animaux. Ils constatent que
l'extirpation des deux glandes amène la mort chez le chat et
le chien. Faite en une séance, elle ne laisse au chat qu'une
survie de 68 heures; faite en deux fois, elle n'entraîne la mort
qu'après 134 heures. Chez le lapin, l'extirpation bilatérale en
une seule séance produit la mort en 5 ou 6 jours; s'il s'écoule
un certain temps entre les deux séances, l'animal peut sur-

vivre pendant des mois. L'extirpation unilatérale ne détermine chez les animaux jeunes qu'un amaigrissement de courte durée; chez les animaux âgés, au contraire, cet amaigrissement est durable. La désassimilation azotée n'est pas influencée par l'extirpation uni ou bilatérale. La richesse du sang en hémoglobine et le nombre des globules rouges ne varient pas non plus; après extirpation totale, on n'observe jamais de paralysie, mais les animaux ont une grande faiblesse.

Moore et Purinton (47), par la décapsulation bilatérale chez le chat, ont toujours déterminé la mort qu'ils attribuent à la présence dans le cœur de coagulations, coagulations qui sont déterminées elles-mêmes par la chute de la pression artérielle qu'entraîne l'ablation des capsules.

Tout récemment enfin, en 1901, plusieurs auteurs ont repris la question.

Strehl et Weiss (48) ont enlevé chez le chien, le chat, le lapin les capsules des deux côtés et ont déterminé les accidents classiques : faiblesse musculaire, chute de la température et de la pression artérielle, mort en 4 ou 5 jours, l'extirpation unilatérale au contraire fut bien supportée.

Matsoukis (49) a opéré sur le chien et sur le rat, il a toujours obtenu par la destruction de la glande chez ces deux animaux des résultats identiques à ceux de Brown-Séquard et d'Abelous et Langlois, il n'admet pas la résistance spéciale aux effets de la décapsulation que Boinet a attribuée au rat d'égout.

Lucibelli enfin (131) a toujours déterminé la mort des lapins par la décapsulation double; en n'enlevant qu'une glande, il a vu les animaux survivre. La capsule laissée en place augmente de poids et de volume. L'examen microscopique montre que les cellules de la couche corticale sont augmentées de volume, leur protoplasma présente de nombreuses granulations bien colorées par les couleurs basiques, leur noyau est volumineux avec nucléole et abondant réticulum granuleux, plusieurs d'entre elles présentent des phénomènes de karyokinèse; dans la substance médullaire on note des modifications analogues; enfin il est fréquent de voir dans ces capsules un certain degré de dilatation des vaisseaux.

Nous terminerons cet exposé en ajoutant que nous-même avons pratiqué la décapsulation unilatérale sur plus de 40 cobayes et que nous avons toujours vu les animaux se rétablir rapidement après quelques jours d'anorexie et d'amaigrissement. Nous avons retrouvé également l'hypertrophie de la glande laissée en place et le microscope nous a montré l'augmentation de volume des cellules et l'existence de phénomènes manifestes de karyokinèse. Nous aurons l'occasion de relater dans une autre partie de ce travail le détail de ces expériences. Nous n'en citerons ici que deux à titre d'exemple.

Expérience I (*14 décembre 1900*).

Cobaye M³, femelle : poids 450 gr., opéré par le procédé habituel(1) : ablation de la capsule surrénale gauche. Poids de cette capsule : 0,13 centigr.

L'animal le lendemain est un peu malade, il ne mange pas et reste immobile ; poids : 435 gr.

Le 18 décembre il est complètement rétabli, pèse 465 gr.

Sacrifié le 25 janvier 1901 ; il ne reste pas trace de la capsule gauche, la capsule droite est volumineuse ; poids : 0,28 centigr.

Expérience II (*7 janvier 1901*).

Cobaye N⁴, femelle, 450 gr. Opéré par le procédé habituel.

Ablation de la capsule gauche qui pèse 0,12 centigr.

Aussitôt réveillé, l'animal se met à courir ; le lendemain, il mange comme d'habitude, poids : 440 gr.

(1) Pour l'exposé de notre technique opératoire, voir page 76.

Le 13 janvier poids : 470 gr. Le cobaye est sacrifié le 26 février. A l'autopsie, quelques adhérences péritonéales au niveau de la rate et du rein gauche, plus trace de la capsule de ce côté. La capsule droite est volumineuse, mais de coloration et de consistance normales, poids : 0,35 centigr.

Voilà donc un certain nombre de faits établis de manière irréfutable. La destruction totale des glandes surrénales est incompatible avec la vie et la destruction partielle ne détermine que des phénomènes morbides insignifiants, mais entraîne en revanche une hypertrophie manifeste des portions respectées par l'expérimentateur. Cette hypertrophie compensatrice, retrouvée par tous ceux qui l'ont cherchée, l'existence de lésions nerveuses d'ordre toxique consécutives à la décapsulation, l'hypertoxicité du sang des animaux décapsulés prouvent suffisamment que la mort n'est due ni au traumatisme opératoire, ni à la lésion du sympathique abdominal, mais relève d'une auto-intoxication. Il s'ensuit de façon évidente que la glande surrénale possède une fonction antitoxique importante vis-à-vis des poisons normalement fabriqués dans l'organisme. Les expériences de Langlois sur l'augmentation de toxicité de l'extrait musculaire des animaux décapsulés permettent d'ajouter qu'il s'agit très vraisemblablement de poisons produits durant le travail musculaire.

Nous verrons, dans les chapitres qui suivent, qu'à côté de ce rôle de défense contre les phénomènes d'auto-intoxication la glande surrénale a encore pour fonction de lutter contre les poisons introduits anormalement dans l'organisme ; nous aurons à étudier à ce propos le mécanisme intime de cette fonction anti-toxique et à nous demander s'il s'agit d'une simple fixation des poisons, d'une destruction de ces poisons dans le parenchyme glandulaire, ou enfin de leur neutralisation par des produits de la glande déversés dans le sang.

Réservant pour une étude approfondie ces points sur lesquels ont spécialement porté nos recherches personnelles, nous allons résumer maintenant les principaux travaux concernant les propriétés des extraits glandulaires surrénaux.

II. — L'EXTRAIT SURRÉNAL.
ACTION DE LA GLANDE SUR LA PRESSION ARTÉRIELLE.

Nous n'insisterons pas sur les divers modes de préparation de l'extrait surrénal ; en général la glande est broyée et pulvérisée aussi finement que possible, puis mise à macérer dans de l'eau, de la glycérine ou de l'alcool ; nous aurons à exposer chemin faisant les techniques spéciales qu'ont adoptées certains auteurs et celle à laquelle nous avons eu nous-même recours.

I. — **Toxicité de l'extrait surrénal**. — Le premier point que nous ayons à discuter, car il est en corrélation avec la question qui nous a occupé précédemment, c'est la toxicité de l'extrait surrénal.

Foa et Pellacani (50), qui s'occupèrent les premiers de cette question en 1879, considérèrent l'injection intra-veineuse d'extrait aqueux de glande surrénale comme rapidement mortelle. La mort est précédée des phénomènes suivants : dyspnée, évacuation des matières fécales, convulsions généralisées, dilatation pupillaire, arrêt de la respiration, et mort. L'injection sous-cutanée amène la mort en 48 heures.

Guarniéri et Marino Zucco (51) en 1886, puis Dutto (52) confirmèrent ces résultats et admirent que la neurine était l'agent toxique à incriminer.

Alezais et Arnaud (53), puis Tizzoni (54) soutinrent au contraire que les capsules surrénales à l'état frais ne renferment aucun principe toxique ; ce dernier ne s'y développerait que dans certaines conditions, après la mort de l'animal ou pen-

dant les manipulations nécessitées par la préparation de l'extrait.

OLIVER et SCHAEFER (55) ont injecté par voie hypodermi-
que de fortes doses d'extrait aqueux au chien, au cobaye et
au chat, sans obtenir de résultat évident. Toutefois de très
fortes doses chez le cobaye et chez le chien ont déterminé des
accidents passagers. Chez le lapin, une forte dose d'extrait
introduite par voie sous-cutanée produisit invariablement la
mort après quelques heures, un ou plusieurs jours. Sur les
grenouilles, OLIVER et SCHAEFER ont observé un affaiblissement
progressif au bout de quinze minutes avec paralysie légère et
passagère; mais après une demi-heure l'animal recouvre sa
motilité.

GLUZINSKY (56) après avoir étudié comparativement l'action
des extraits éthérés de plusieurs organes (foie, rate, pancréas,
moelle, etc.) conclut que l'extrait surrénal est de tous le plus
toxique. L'injection intra-veineuse de cet extrait produit la
mort en quelques minutes, mort précédée des accidents qu'ont
signalés FOA et PELLACANI. L'injection sous-cutanée au contraire
permet la survie ou ne détermine la mort qu'après plusieurs
jours.

CYBULSKI, en 1896 (57), a vu de même l'injection d'extrait
à fortes doses déterminer la mort des lapins; à l'autopsie
on trouve fréquemment des hémorragies cérébrales; il en
conclut que les accidents résultent d'une action du poison sur
les centres vaso-moteurs.

GOURFEIN (58) à son tour reprend la question et attaque
les conclusions des deux auteurs précédents. Il n'admet pas
comme eux que l'injection d'extrait soit suivie de paralysie
du train postérieur avec anesthésie, dyspnée, dilatation pupillaire et convulsions. Il a cherché en précipitant l'extrait
par l'alcool à séparer les substances insolubles dans ce réac-
tif de celles qui s'y dissolvent. Les premières sont inactives.

Les secondes (substances solubles dans l'alcool) sont au contraire très toxiques. Injectées sous la peau à des grenouilles,
à des rats, des souris, des cobayes, des lapins, elles déterminent de la dyspnée et de l'abattement; l'animal reste immobile, mais il n'est pas paralysé, car si on l'excite fortement,
il se met à courir, puis au bout d'un instant se fatigue et
retombe inerte. La mort survient par paralysie du centre
respiratoire. Les convulsions ultimes quelquefois observées
sont d'ordre paralytique. Nous ferons remarquer que Goun-
FEIN a procédé toujours par injections sous-cutanées et GLU-
ZINSKY par injections intra-veineuses; il est donc assez difficile
de comparer les résultats de ces deux auteurs.

La même année, CAUSSADE (59) conclut d'expériences poursuivies pendant dix mois sur les mêmes animaux que les injections répétées d'extrait surrénal ne sont pas toxiques. Le
premier, il insiste sur l'hypertrophie des capsules que déterminent les injections répétées d'extrait; il a vu dans ces conditions les glandes doubler de volume et même davantage.

A la même époque, DUBOIS (60) cherche à expliquer les
divergences des résultats obtenus par les divers expérimentateurs en invoquant les variations de toxicité des extraits,
variations qui pour lui dépendent de trois causes : état de
l'animal en expérience (le surmenage, les intoxications et les
infections concomitantes diminuent la dose nécessaire pour
déterminer la mort); état de l'animal sur lequel ont été pri-
ses les capsules (toxicité plus grande des extraits préparés
avec des glandes d'animaux jeunes et d'animaux vivant en
liberté, lièvre, chevreuil, sans doute parce ces derniers font
plus usage de leurs muscles que les animaux domestiques;
toxicité plus ou moins grande des capsules d'animaux
ayant subi une intoxication ou une infection expérimentale,
point sur lequel nous aurons à revenir); enfin mode de préparation de l'extrait (les extraits préparés avec la substance

médullaire seraient beaucoup plus actifs que ceux obtenus
avec la substance corticale, les produits obtenus en précipitant l'extrait par l'alcool seraient inoffensifs ou même doués
d'un pouvoir thérapeutique, tandis que les substances dis-
soutes par l'alcool seraient seules toxiques).

SWALE VINCENT (61), l'année suivante, entreprit une série de
quatre-vingts expériences qui portèrent sur des lapins, des
cobayes, des rats, des souris, des grenouilles et des crapauds.
Il employa des extraits aqueux glycérinés ou alcoolisés provenant de capsules surrénales de mouton, de bœuf, de chien,
de chat ou de cobaye.

Chez la grenouille, il obtint, avec une injection d'extrait
glycériné équivalant à 0 gr. 50 de glande fraîche, des accidents paralytiques et spasmodiques analogues à ceux de l'intoxication par la strychnine; ces accidents furent passagers;
la cause n'en résidait pas dans une lésion de la moelle, car
celle-ci fut toujours trouvée saine; l'effet toxique lui sembla
porter sur les centres moteurs du cerveau.

Chez les rats, l'injection sous-cutanée de 1 gr. 50 à 2 gr. de
glande fraîche produit de l'accélération des mouvements cardiaques et respiratoires, puis de la paralysie des membres
postérieurs et antérieurs; la respiration se ralentit et l'animal peut mourir dans l'hypothermie. Les effets sont plus rapi-
des avec des doses moindres injectées dans la plèvre ou le
péritoine. Des phénomènes analogues se produisent chez les
cobayes et les lapins. En ce qui concerne le mode d'action,
SWALE VINCENT pense que le principe actif agit sur les centres
nerveux et particulièrement sur la zone motrice du cerveau,
sans doute par l'intermédiaire de troubles vasculaires, car
l'élévation notable de la pression artérielle est un fait cons-
tant dans toutes les expériences. Il semble enfin que les injections d'extrait surrénal ont bien une action spécifique, car
des extraits de foie, de rein, de rate, inoculés dans les mêmes

conditions, ne produisent aucun des effets décrits plus haut. La portion corticale de la glande serait du reste absolument inactive et les effets obtenus seraient dus uniquement à l'action de la substance médullaire.

Depuis cet important travail, les recherches ont été orientées dans une nouvelle direction et nous n'avons plus guère à citer d'études concernant la toxicité des extraits surrénaux. Nous avons pourtant nous-même entrepris incidemment quelques expériences à ce sujet. Avant d'en exposer les résultats, nous ferons observer que plusieurs des auteurs précités, Swale Vincent en particulier, n'ont obtenu d'effets toxiques qu'en employant des doses très élevées (2 gr. chez le rat, 5 à 6 gr. chez le cobaye).

Les effets physiologiques (voir les pages suivantes) et thérapeutiques pouvant être obtenus avec des doses très faibles, nous nous sommes contenté de rechercher quelle pouvait être la toxicité de ces doses.

Voici quelques-uns de nos résultats :

Expérience III (*24 octobre 1901*).

Lapin A (1900 gr.) reçoit en injection intra-veineuse 2 cc. d'un extrait glycériné concentré, obligeamment fourni par M. Hallion(1).

Une à deux minutes après l'injection, convulsions généralisées, dyspnée intense, mydriase ; puis arrêt de la respiration et mort en deux minutes.

A l'autopsie, coagulations intra-cardiaques et énorme congestion pulmonaire avec foyers hémorragiques.

Expérience IV (*24 octobre 1901*).

Lapin B (1600 gr.) reçoit en injection intra-veineuse 1 cc. du même extrait glycériné.

(1) Nous adressons ici nos remerciements à M. Hallion, chef de laboratoire au Collège de France, qui a bien voulu, à plusieurs reprises, nous fournir de l'extrait glycériné de glandes surrénales que nous avons pu comparer avec celui que nous préparions nous-même.

Deux minutes après l'injection, phénomènes identiques : convulsions, dyspnée, mydriase, mort en quelques minutes.
Mêmes lésions à l'autopsie.

Expérience V (*3 novembre 1901*).

Lapin C (1700 gr.) 2 centimètres cubes du même extrait glycériné sont délayés dans 30 cc. de sérum artificiel. Injection intra-veineuse de cette solution à la température de 35° avec une vitesse ne dépassant pas 6 cc. à la minute. Aucun phénomène pendant l'injection.
Quelques minutes après, on constate que l'animal ne bouge pas ; cependant il n'est pas paralysé, car si on l'excite et le menace, il se met à courir, mais pour s'arrêter bientôt. Il n'y a ni convulsion, ni dyspnée. Pendant quelques heures, le lapin reste ainsi immobile sans présenter aucun autre accident. Le lendemain matin, il est d'aspect absolument normal.

Expérience VI (*24 novembre 1901*).

Lapin D (1800 gr.).
4 capsules surrénales de lapin pesant ensemble 80 centigrammes sont broyées avec 2 cc. de glycérine. On ajoute 20 cc. de sérum artificiel, on filtre sur tarlatane stérilisée et on injecte le tout dans la veine marginale de l'oreille ; aucun accident ni pendant, ni après l'injection.
L'animal ne présente même pas l'immobilité et la fatigue signalées dans l'expérience précédente.

Expérience VII (*24 novembre 1901*).

Lapin E (1400 gr.) ; même expérience, mais l'extrait a été préparé avec des capsules de cobaye ; aucun accident ni pendant ni après l'injection.

Nous avons répété ces injections intra-veineuses d'extrait sur une dizaine de lapins sans jamais avoir d'accidents. Le protocole de ces expériences est rapporté dans une autre partie de ce travail, les animaux ayant ultérieurement subi des injections de substances toxiques diverses afin d'étudier l'action de l'extrait sur la résistance de l'organisme à ces toxiques. Nous croyons donc inutile de les relater ici. Il nous suffira de retenir pour l'instant que les seuls cas où nous ayons vu les animaux succomber à une injection intra-veineuse d'extrait sont ceux où nous avions employé un extrait glycériné concentré, sans prendre soin de le diluer dans du sérum artificiel.

EXPÉRIENCE VIII *(3 avril 1901)*.

Cobayes G^4 (540 gr.), G^7 (480 gr.) Les deux animaux reçoivent une injection sous-cutanée de 3 cc. d'extrait préparé comme suit : 6 capsules de cobayes pesant ensemble 90 ctg. sont broyées et délayées dans 2 cc. de glycérine, puis on ajoute 20 cc. de sérum artificiel. On injecte sans filtration, en aspirant le liquide avec une fine aiguille, pour ne pas charger de grosses particules. Après l'injection et les jours suivants, G^4 est tout à fait bien portant.

G^7 sans être malade paraît abattu ; il reste immobile et ne court que si on l'excite fortement. Il refuse toute nourriture pendant un jour puis se remet à manger 48 heures après, il est complètement rétabli.

EXPÉRIENCE IX *(18 juin 1901)*.

Cobaye D^4 (600 gr.) reçoit sous la peau 4 cc. d'extrait préparé de la même façon que dans l'expérience précédente ; aucun accident.

2 jours après, une nouvelle injection à la même dose ; sans accident.

Il est sacrifié le 26 juin. Les deux capsules surrénales sont de coloration normale, mais augmentées de volume ; elles pèsent ensemble 45 centigrammes.

EXPÉRIENCE X *(18 juin 1901)*.

Lapin F (1650 gr.) reçoit sous la peau 3 cc. du même extrait ; il ne présente aucun phénomène morbide.

EXPÉRIENCE XI *(21 octobre 1901)*.

Cobayes C^{10}, C^{12}, C^{13} reçoivent chacun une injection sous-cutanée de 2 cc. d'extrait préparé suivant la formule :

Capsules surrénales de cobaye, broyées et pulvérisées. ᴛ gr.
Glycérine.................................... 2 cc.
Sérum artificiel............................ 10 gr.

Après l'injection, tous trois présentent de la parésie du train postérieur ; ils restent immobiles et si on les excite fortement, ils ne se sauvent qu'avec lenteur : un peu de dyspnée, pas de retentissement cardiaque.

Le lendemain C^{10} et C^{11} qui ont reçu en même temps que l'extrait surrénal une injection d'arséniate de potasse, présentent des accidents dus à l'arsenic (voir page 59) ; C^{14}, qui n'a reçu que de l'extrait, est tout à fait rétabli. L'animal sacrifié le 10 novembre a deux grosses capsules pesant ensemble 45 centig.

Expérience XII (28 octobre 1901).

Cobaye. F^1 (460 gr.) reçoit le 28 octobre à 2 heures sous la peau du ventre 2 cc. d'extrait glycériné concentré (fourni par M. Hallion). aucun accident.

Trois heures après, nouvelle injection d'1 cc. du même extrait.

L'animal ne présente aucun phénomène morbide.

Le 29 octobre à 9 heures, nouvelle injection d'1 cc. d'extrait préparé par nous-même suivant la méthode exposée plus haut.

Le 31 octobre, quatrième injection de 2 cc. de notre extrait.

Le 4 novembre, cinquième injection de 2 cc.

Le 14 novembre, sixième injection de 2 cc.

L'animal est sacrifié le 10 décembre. Les deux capsules sont très modérément hypertrophiées, pèsent ensemble 35 centigrammes.

La même expérience, injection sous-cutanée d'extrait surrénal, a été répétée sur plusieurs douzaines de cobayes dans le but d'étudier l'action de ces injections sur la résistance des animaux à diverses intoxications (voir chapitre IV). Sauf quelques phénomènes parétiques au niveau des membres postérieurs, nous n'avons jamais constaté d'accidents attribuables à l'injection sous-cutanée d'extrait.

Des expériences que nous venons de relater, il résulte qu'il faut, avec Dubois, admettre une grande variabilité dans le degré de toxicité des extraits surrénaux. Parmi les causes qui déterminent cette variabilité, nous attachons une grande importance au degré de dilution des extraits. Une même dose mortelle dans deux cas (expériences III et IV) devint inoffensive dans les expériences suivantes, quand on l'eut diluée dans une assez grande quantité de sérum. Il nous semble que la toxicité propre de la glycérine est un facteur important de la toxicité de certains extraits glycérinés. Dans les injections intra-veineuses intervient en outre le problème de l'osmonocivité, l'extrait étant d'autant plus nocif que sa tension osmotique est plus éloignée de celle du sang ; d'où les avantages de la dilution dans du sérum artificiel.

Notre conclusion est que l'extrait surrénal à dose élevée paraît doué d'une assez grande toxicité, surtout lorsqu'il est introduit par voie intra-veineuse. Mais la dose toxique dépasse de beaucoup la dose nécessaire à l'obtention des effets physiologiques (modification de la pression artérielle) ou thérapeutiques (action antitoxique expérimentale) que nous allons étudier dans les pages suivantes. Quant à l'hypertrophie des glandes provoquée par les injections d'extrait, nous l'avons constatée dans certaines conditions, mais sans pouvoir lui reconnaître la constance et l'importance signalées par CAUSSADE.

II. — ACTION THÉRAPEUTIQUE DE L'EXTRAIT SURRÉNAL SUR LES ANIMAUX DÉCAPSULÉS

Si l'on admet que les accidents consécutifs à l'ablation des capsules sont d'ordre toxique, que l'animal décapsulé succombe, empoisonné par les produits que ne peut plus détruire la glande, il est logique de rechercher dans quelle mesure l'injection d'extrait surrénal peut retarder, amender ou supprimer la manifestation des symptômes d'intoxication. (C'est ce que firent ABELOUS et LANGLOIS (40) s'inspirant des recherches publiées par GLEY (62) au sujet de la glande thyroïde ; mais, contrairement aux résultats qu'obtint cet auteur, l'injection d'extrait surrénal ne leur sembla pas aug-

menter la résistance des cobayes et des lapins décapsulés,
ni prolonger la durée de leur survie.

Brown-Séquard (63) a fait des recherches dans le même
sens, il n'a pas observé de survie réelle, mais a noté une diminution ou une disparition des phénomènes convulsifs.

Gourfein et Boinet, dans leurs travaux précédemment cités,
n'ont pas recherché les effets de l'injection d'extrait, mais
ceux de la greffe de surrénale. Par ce procédé, Gourfein a
obtenu quelquefois une prolongation de la vie, mais la méthode n'a pas donné de résultats à Boinet.

Cybulski a vu la pression artérielle, très abaissée par la
décapsulation, remonter à la normale pour quelques instants, grâce à une injection d'extrait.

Haltgren et Anderson (46) croient, au contraire, que
l'injection intra-veineuse ou sous-cutanée d'extrait peut prolonger de 12 à 24 heures la vie des animaux totalement décapsulés. Strehl et Weiss (48) arrivent à une conclusion
analogue. Quoi qu'il en soit, il ne semble pas, d'après l'ensemble des travaux précités, que l'injection d'extrait surrénal
suffise à pallier les accidents de la décapsulation. L'inconstance des résultats obtenus par ce procédé est à rapprocher, du reste, de l'inconstance des effets thérapeutiques de
l'opothérapie surrénale dans la maladie d'Addison.

III. — ACTION PHYSIOLOGIQUE DES INJECTIONS D'EXTRAIT SURRÉNAL A DOSES NON TOXIQUES SUR DES ANIMAUX SAINS

C'est en 1895 qu'Oliver et Schæfer (55), en Angleterre,
Cybulski (57) et Szymonovicz (64), à Cracovie, signalèrent les
premiers comme effet principal de l'injection intra-veineuse
d'extrait à des animaux sains, l'élévation transitoire de la
pression sanguine; l'injection sous-cutanée ou l'ingestion par

voie gastrique ne produisent, au contraire, aucun effet. D'après Oliver et Schæfer, cette élévation de pression, toujours d'une très courte durée (le maximum est de quatre minutes, chez le chien), est due à une action de l'extrait surrénal sur le tissu musculaire et en particulier sur les fibres musculaires du cœur et des vaisseaux artériels. La section de la moelle épinière n'empêche pas l'élévation de pression. Cybulski a montré que l'élévation de pression s'accompagne de ralentissement du pouls et d'accélération du rythme respiratoire. Si, avant l'injection, on sectionne la moelle cervicale, l'élévation de tension ne se produit pas; de même si on coupe le pneumogastrique le pouls ne se ralentit pas. Il en conclut, contrairement à l'opinion d'Oliver et Schæfer, que l'extrait surrénal n'agit sur le système musculaire que par l'intermédiaire des centres vaso-moteurs bulbo-médullaires.

Les mêmes phénomènes, élévation de tension et ralentisment du pouls, ont été observés par tous les physiologistes, qui ont repris la question; mais les mêmes divergences se reproduisent entre eux dans l'interprétation de ces phénomènes.

Velich (65) reproduit sur le chien les expériences d'Oliver et Schæfer. Dans un premier travail, qui date de 1896, il aboutit aux mêmes conclusions que ces auteurs, l'injection intra-veineuse, détermine l'ascension de la pression sanguine et l'excitation des nerfs vagues; si on vient à sectionner ces nerfs, on constate une accélération extra-ordinaire du pouls. Pour lui, l'extrait agit surtout sur les ganglions périphériques vasoconstricteurs. Dans un travail ultérieur, paru en 1898, il reprend la question et démontre que le bulbe a une certaine influence sur l'élévation de la pression. Celle-ci, en effet, se produit même si on paralyse les ganglions périphériques au moyen du chloral, ou d'une forte dose de curare.

Gottlieb (66) attribue les mêmes phénomènes à l'action de

l'extrait, non pas sur le tissu musculaire cardiaque, et vasculaire, mais sur les ganglions nerveux du cœur et des vaisseaux.

Langlois (26) détermine à son tour, par l'injection intraveineuse, une élévation de pression considérable et passagère ; la durée n'en dépasse jamais trois minutes. D'après lui, l'action périphérique de l'extrait est évidente, sans qu'il puisse prendre parti pour les partisans de la théorie musculaire ou pour ceux de la théorie ganglionnaire. Pour expliquer la courte durée de l'élévation de pression, il admet, avec Cybulski, que la substance active est rapidement détruite dans l'organisme par un processus d'oxydation, processus dans lequel le foie joue un rôle prépondérant (67).

Viennent ensuite les recherches de Livon (68) sur les rapports des diverses glandes à sécrétion interne avec la pression sanguine. Au premier rang de celles qu'il appelle hypertensives prend place la capsule surrénale. Toutes les expériences faites avec de l'extrait surrénal lui ont toujours permis de constater de l'hypertension et du ralentissement transitoire du pouls. De même l'extrait de corps pituitaire, l'extrait de rate, l'extrait de rein et l'extrait de corps thyroïde sont hypertensifs. Au contraire, les extraits de foie, de poumon, de pancréas de thymus, de testicule et d'ovaire sont hypotensifs. Ces diverses sécrétions contribuent, par leur action antagoniste, à maintenir la pression normale. L'action hypertensive spéciale du corps thyroïde et de la glande surrénale tient à ce que ces glandes déversent dans le sang un produit doué d'un pouvoir inhibitoire sur les centres du nerf dépresseur dont l'action est hypotensive.

Il est intéressant de rapprocher de ces résultats, ceux qu'a obtenus K. Svehla (69) en étudiant les rapports réciproques de diverses glandes à sécrétion interne, à savoir le thymus, le corps thyroïde et les capsules surrénales. Les extraits aqueux de ces trois glandes ont la propriété commune

de produire une élévation de la pression artérielle. Chez
l'homme adulte, cette propriété est au maximum dans l'extrait
capsulaire. Chez l'enfant, au contraire, l'extrait de thymus
serait le plus actif et manifesterait le premier son action ;
l'extrait surrénal n'aurait, au contraire, qu'une faible action,
mais en revanche chez le bœuf, l'ordre d'activité relative des
différents extraits provenant de l'animal adulte ou de l'em-
bryon serait identique et ce sont les glandes surrénales dont
l'action serait la plus intense à toutes les époques de la vie.

Gley et Langlois (70) n'admettent pas la corrélation signalée par Livon entre les fonctions de la thyroïde et de la surrénale. Ils croient, au contraire, qu'il faut opposer l'action
vasodilatatrice de la première à l'action vasoconstrictive de
la seconde ; mais, ces réserves faites sur les fonctions de la
glande thyroïde, ils reconnaissent le rôle de régulation de
la pression sanguine attribué par Livon aux sécrétions internes des glandes et concluent que : « l'activité des appa-
reils vasomoteurs est normalement entretenue aussi bien par
la stimulation due à des substances antagonistes existant
en petite quantité dans le sang que par l'excitation qui dépend des légères variations à l'état physiologique des gaz du
sang, et par les multiples excitations des nerfs sensibles. »

Boruttau (71), de ses expériences, tire les conclusions suivantes : L'action vasoconstrictive de l'extrait surrénal est
évidente ; elle s'exerce ou sur les terminaisons nerveuses
vasomotrices ou sur la fibre musculaire lisse des vaisseaux.
Contrairement à la musculature des vaisseaux, les muscles
de l'intestin se relâcheraient sous l'influence de l'extrait ; cet
effet s'exercerait non pas directement sur la fibre musculaire,
mais sur les terminaisons nerveuses motrices de l'intestin.
Enfin l'auteur étudie encore l'action de l'extrait sur les muscles de la vie de relation, sur le cœur et sur la musculature
de l'œil. A ce dernier point de vue, il retrouve consécutive-

ment à l'injection intra-veineuse d'extrait surrénal, les phénomènes déjà signalés par Lewandowski (72), c'est-à-dire de
la mydriase avec rétraction de la membrane nictitante, pro-
pulsion du globe de l'œil et ouverture de la fente palpébrale ;
ces phénomènes, analogues à ceux que donne l'excitation du
sympathique cervical, apparaissent quelques secondes après
l'injection et durent quelques minutes.

Guinard et Martin (73), ayant eu l'occasion d'enlever les
capsules surrénales deux heures après la mort chez un sup-
plicié, ont préparé un extrait avec lequel ils ont reproduit
les phénomènes précédemment obtenus avec les extraits
provenant d'animaux : hypertension artérielle rapide et
intense, mais passagère et suivie d'un phénomène inverse
d'hypotension (il y a donc dans la glande surrénale une substance vasoconstrictive puissante qui disparaît rapidement sans
doute suivant le processus chimique admis par Langlois) :
ralentissement du rythme cardiaque avec renforcement du
cœur, modifications cardiaques qui, bien que passagères
également, persistent plus longtemps que les modifications
de la pression sanguine; enfin l'application directe de l'extrait
sur les muqueuses a permis à Guinard et Martin de retrouver
les phénomènes de vasoconstriction périphérique, pâleur et
anémie des muqueuses, précédemment signalés par Bates
(74), L. Dor (75), Barraud (76), etc.

A ces notions déjà nombreuses sur les propriétés des
extraits surrénaux est venue s'ajouter, grâce aux recherches
de Bardier et Fraenkel (77), la connaissance de leur action
sur la diurèse et la circulation rénale : l'injection d'une faible
dose produit une vasoconstriction intense des vaisseaux du
rein avec arrêt de la sécrétion urinaire; après deux ou trois
minutes, les phénomènes inverses se produisent, il y a vaso-
dilatation rénale et accélération de l'écoulement urinaire
pendant 4 à 15 minutes.

Sans nous arrêter aux plus récentes publications de Lewandowski (78), de Camus et Langlois (79) qui n'ont trait qu'à des
points de détails, nous pouvons résumer en quelques mots
les propriétés aujourd'hui reconnues à l'extrait capsulaire :
élévation transitoire de la pression sanguine avec ralentissement du cœur, suivi bientôt, d'après plusieurs auteurs, d'une
accélération plus durable; action diurétique intense ; mais
passagère, action vasoconstrictive superficielle sur la peau et
les muqueuses; enfin action sur la musculature de l'œil analogue à celle que donne l'excitation du sympathique. Tous
ces phénomènes sont transitoires, sans doute parce que la
substance active est rapidement détruite par oxydation. Ils
relèvent tous, d'après la majorité des auteurs de l'excitation
des ganglions nerveux périphériques, l'action de l'extrait
sur les centres bulbo-médullaires restant douteuse.

Il est intéressant de noter en terminant cet exposé que
toutes les propriétés connues de l'extrait surrénal ont été déjà
utilisées par la thérapeutique. De l'action problématique des
injections d'extrait sur les cobayes décapsulés est née l'opothérapie surrénale dans la maladie d'Addison, laquelle, d'après
les observations de Langlois et Charrin (80), de Mahé (81),
de Dupaigne (82), de Béclère (83), de Nicolas et Cade (84),
d'Anderodias (85), d'Engehlardt (86), d'Edel (87), etc., paraît
avoir donné quelques résultats, encourageants au milieu de
beaucoup d'insuccès et de quelques accidents, comme ceux
rapportés par Boinet (88) et par Rendu (89). Les effets de
l'injection d'extrait sur la pression artérielle ont amené les
tentatives de Mankowski (90), pour combattre, par son emploi,
les syncopes chloroformiques, celles de Slight (91), de Schaefer
(92), de Floersheim (93) pour l'introduire dans la thérapeutique
des cardiopathies. Ses propriétés vaso-constrictives locales
l'ont fait utiliser dans le traitement des affections oculaires
depuis les travaux de Bates (74), de Dor (75) et de Barraud (76),

dans le traitement des affections du nez et des oreilles après les publications de Harner (94) et de Somers (95), enfin et surtout dans les hémorragies où il a donné des succès à Grunbaum (96), à Lermitte (97), à Mackensie (98), à Hobgood (99), etc.

Son action sur la musculature interne de l'œil et sur l'appareil circulatoire a amené Crary (100) à l'employer d'ailleurs avec succès contre le goître exophtalmique.

Dufour et Róques de Fursac (101), se basant sur les analogies qu'il y a entre l'asthénie des addisonniens et la dépression des neurasthéniques, l'ont essayé dans la neurasthénie et s'en sont bien trouvés, enfin Neter (102) et Stottzner (103) ont expérimenté son action dans le traitement du rachitisme.

La thèse récente de Brunet (104) résume une partie de ces travaux.

IV. — PRINCIPE ACTIF DE L'EXTRAIT SURRÉNAL

L'étude chimique de la ou des substances actives commence avec les recherches de Vulpian (105) et de Virchow (106) qui admettent la présence de la pyrocatéchine dans la glande surrénale, présence qui se traduit par la réaction toute particulière que présente la section d'une capsule quand on la traite par le perchlorure de fer dilué. On voit alors la substance médullaire prendre une coloration brun verdâtre qui s'accentue lentement ; la teinture aqueuse d'iode y développe une teinte rose carmin caractéristique, teinte qui se montre également dans une solution aqueuse d'extrait capsulaire. Le principe de ces réactions est soluble dans l'eau, l'alcool et peu soluble dans l'éther.

De la présence de cette réaction, qui rappelle celle de la pyrocatéchine, Arnold (107) et Krukenberg (108) concluent à l'identité de la pyrocatéchine et du principe actif de la glande ; Muhlmann (109) admet que la pyrocatéchine se trou-

ve dans les capsules sous forme de combinaison avec une
substance jouant le rôle d'acide. Mais déjà FRAENKEL (110)
avait différencié par une série de réactions la pyrocatéchine
de la substance active qu'il appelle sphygmogénine et qui en
diffère par son insolubilité dans l'éther, sa coloration rose
avec l'eau de chaux, et la non-réduction du cuivre en solution alcaline. D'après lui, cette substance appartient à la série
orthodioxybenzol et doit être considérée comme un dérivé
azoté de celle-ci. Après lui, LANGLOIS, à son tour, refuse d'admettre l'identité de la sphygmogénine et de la pyrocatéchine,
encore que ces deux substances aient des réactions colorantes
communes. Il démontre par des expériences précises que le
principe actif de la surrénale est beaucoup plus énergique
que la pyrocatéchine. Deux dixièmes de milligramme d'extrait
sec de substance médullaire par kilogramme d'animal sont
suffisants pour donner lieu à une élévation très nette de pression, alors qu'une dose triple ou quadruple de pyrocatéchine
reste sans effet.

De même, LANGLOIS rejette l'hypothèse d'après laquelle le
principe actif serait la neurine. (Voir à ce sujet les travaux
D'ALBANÈSE (39), de SUPINO (111) et de BOINET (42).) BORUTTEAU, à
son tour (71), ne croit pas que la substance active soit la
neurine, il appuie son opinion sur les propriétés suivantes
de cette substance : elle est active aux plus faibles doses,
oxydable à l'air en présence des alcalis, résistante aux acides
et à la chaleur, soluble dans l'eau et l'alcool; il ne pense
pas davantage qu'il puisse s'agir de la pyrocatéchine et tend
à rattacher le principe actif aux dérivés hydriques de la pyri-
dine, ce serait le tétrahydrodioxypyridine $(C^5 H^7 AzO^2)$.

Cette opinion est conforme à celle que von FURTH (112)
avait émise en 1897 et qu'il a développée à nouveau plus
récemment. Cet auteur a extrait des capsules une substance
qui présente des analogies avec la pyrocatéchine, mais qu'il a

caractérisée comme une dioxypyridine hydrogénée et à laquelle il a proposé de donner le nom de suprarénine. Cette substance, qui aurait seule la propriété d'élever la pression sanguine, se trouve dans les capsules dans les proportions de 0,1 à 0,17 pour cent.

Abel, dans une série de publications (113), a étudié un corps qu'il a extrait des glandes surrénales et qu'il a dénommé épinéphrine. Cette substance, différente de la suprarénine de Furth, se trouve dans les capsules, en plus faible quantité que la précédente ; mais d'après Abel elle seule possède l'action vasoconstrictive caractéristique de la capsule.

Strehl et Weiss (48) se sont ralliés à l'opinion de von Furth ; ils ont essayé, en comparant les effets des injections de sang efférent de la veine capsulaire et les effets des injections d'extrait glandulaire titré de mesurer la quantité de substance active produite en 24 heures par une capsule de lapin. Ils ont obtenu le chiffre de 0,375 milligrammes.

Tout récemment, enfin, Takamine (114), puis Aldrich (115), sont parvenus à isoler sous une forme cristallisable le principe actif de la glande. Takamine a obtenu un produit auquel il a donné le nom d'adrenaline et qui présente diverses formes de cristallisation, suivant les procédés d'extraction employés. Ce corps solide a un goût légèrement amer, ses solutions aqueuses prennent par le repos une coloration rosée, puis jaunâtre, il donne d'une manière parfaite toutes les réactions colorantes qu'on obtient directement avec le tissu des capsules surrénales, il est enfin très sensible à l'action des corps oxydants.

A la dose de 0,000001 gr. par kilogramme d'animal, une injection intra-veineuse d'une solution de ce corps élève la pression sanguine de 14 millimètres de mercure.

Aldrich a isolé un corps identique par ses propriétés ; l'analyse chimique lui a donné les résultats suivants :

— 49 —

C. 57, 89.
H.   7, 23.
N.   7, 50.
O. 27, 23.

et lui a permis d'établir la formule $C^9 H^{23} NO^3$. D'apr ès
lui ce composé est du reste fort voisin de l'épinéphrine d'ABEL.

Tel est l'état actuel de nos connaissances sur le principe
actif des glandes surrénales ; on voit que si les physiologistes
sont d'accord sur les principales propriétés de l'extrait glandulaire, les chimistes n'ont pu encore déterminer avec une
rigueur parfaite la nature des substances actives qu'il renferme.

Nous terminerons cette étude de l'extrait capsulaire, en
rappelant que LANGLOIS et REHNS (116) ont étudié les proprié tés
de cet extrait chez le fœtus des mammifères et de l'homm e
et qu'ils ont retrouvé dès la fin de la première moitié de la
gestation le principe actif vasotonique de la glande. Ajou-
tons que DUBOIS (60), dans le travail que nous avons analysé
plus haut, attribue le grand volume des capsules surrénales
fœtales à une hyperactivité glandulaire ayant pour effet de
détruire les toxines que le fœtus reçoit de l'organisme ma
ternel à travers le placenta. Après la naissance, l'organisme
du jeune animal produisant beaucoup moins de toxines, les
capsules ont moins à faire, ce qui explique qu'elles subissent
une diminution relative de leur volume.

III. — PHÉNOMÈNES HISTOPHYSIOLOGIQUES DE LA SÉCRÉTION SURRÉNALE

Les recherches de PETTIT (13) et celles, plus récentes, de
GUIEYSSE (15) nous permettent d'entrevoir aujourd'hui le mécanisme intime de la sécrétion surrénale.

Ne trouvant pas dans la capsule normale la trace d'une

sécrétion manifeste, ces auteurs ont essayé d'examiner des organes en état d'hypersécrétion glandulaire ; le premier, chez l'anguille, eut recours à l'ablation d'une glande toujours suivie de l'hypertrophie de la capsule du côté opposé et aux injections de pilocarpine et de curare; le second, chez le cobaye, étudia des capsules de femelles en état de gestation sur lesquelles on observe une hyperactivité glandulaire, et celles de mâles ayant subi des injections de pilocarpine. Nous renvoyons le lecteur à l'excellent travail de Guieysse pour l'étude de cette question. Nous nous contenterons de rappeler ici quelques points essentiels. Tout d'abord Guieysse a établi que chacune des couches de l'écorce a un rôle différent dans le fonctionnement de la glande. La couche glomérulaire ne réagit à l'injection de pilocarpine que par la dilatation de ses vaisseaux capillaires; ses cellules contiennent de la graisse en quantité notable; mais il n'a pas été possible de démontrer leur activité sécrétoire. La couche spongieuse (partie externe de la zone fasciculée des classiques), présente chez les animaux en état d'hypersécrétion glandulaire, c'est-à-dire chez les femelles pleines et chez les mâles ayant subi une injection de pilocarpine, des cellules bourrées de nombreuses vacuoles. La couche fasciculée (partie interne de la zone fasciculée classique), qui à l'état normal est composée de grosses cellules à protoplasma très homogène, contenant une certaine quantité de corps sidérophiles, se divise dans les conditions précitées en une zone externe toujours plus ou moins vacuolisée, comme la couche précédente, et une zone interne remarquable par la présence d'un nombre considérable de corps sidérophiles qui sont placés surtout à la périphérie des cellules. La couche réticulée, enfin, qui normalement présente des cellules à protoplasma très dense contenant une certaine quantité de grains colorables par l'hématoxyline au fer et de pigments, manifeste son hypersécrétion par l'augmentation du nombre des grains sidérophiles et de la quantité de pigment.

L'auteur conclut que le rôle de la zone glomérulaire reste indéterminé; les couches sous-jacentes, spongieuse et moitié externe de la fasciculée, produisent un liquide dont l'accumulation détermine la formation de vacuoles signalées plus haut; ces vacuoles, en augmentant de volume, se déversent les unes dans les autres et finissent par déformer la cellule, repoussant protoplasma et noyau à la périphérie; on voit alors la cellule se rompre et revenir sur elle-même après avoir évacué son contenu; le cycle est terminé, mais bientôt le protoplasma se remplit à nouveau de petites vacuoles et un cycle nouveau commence. La partie interne de la couche fasciculée ne contient pas de vacuoles, mais la présence de nombreux corps sidérophiles établit suffisamment l'activité cellulaire de cette zone. La présence constante de ces corps différenciés du protoplasma (ergastoplasme) dans la majorité des éléments glandulaires montre bien, en effet, comme l'a établi Ch. GARNIER, qu'ils participent d'une façon active au processus de la sécrétion : il est donc vraisemblable que cette couche sécrète le produit le plus actif, que le liquide fourni par la couche précédente a pour rôle de diluer. Enfin la couche réticulée a pour fonction de produire du pigment et des grains zymogènes. Les noyaux des cellules de ces diverses couches semblent prendre une part active dans l'acte de la sécrétion, sans qu'il ait été possible encore de pénétrer le mécanisme de ce travail.

Tous les produits glandulaires élaborés séparément dans ces quatre couches se déversent finalement dans les gros sinus veineux qui occupent la moelle. Celle-ci intervient-elle dans le processus de la sécrétion par adjonction aux produits formés dans l'écorce de nouvelles substances? C'est ce que GUIEYSSE n'a pu établir, n'ayant jamais trouvé de différences dans l'état des cellules de cette couche dans les capsules en état d'hypersécrétion.

Quant aux phénomènes nerveux qui commandent la sécrétion surrénale, nous ne connaissons guère sur ce sujet que les recherches de Biedl (117), lequel a essayé d'isoler les nerfs vasculaires de la capsule de ses nerfs sécrétoires, les deux variétés de fibres nerveuses se trouvant du reste contenues dans le tronc des nerfs splanchniques et celles d'Apolant (118), qui a essayé sans succès de provoquer la sécrétion par l'électrisation directe des nerfs de la capsule.

DEUXIÈME PARTIE
ÉTUDE EXPÉRIMENTALE

CHAPITRE III

Historique.

Nous savons, par l'étude physiologique qui précède, que l'une des principales fonctions des glandes surrénales est de fixer, de neutraliser ou de détruire certains poisons produits par le fonctionnement normal de l'organisme et plus spécialement ceux qui prennent naissance au cours du travail musculaire. De là, en cas de suppression fonctionnelle des glandes surrénales, une auto-intoxication plus ou moins rapidement mortelle, due à l'accumulation de ces poisons. La question qui se présente maintenant à notre étude est celle de savoir si les accidents de l'insuffisance surrénale ne comportent pas d'autre facteur pathogénique que cette auto-intoxication, ou si au contraire la glande exerçant son action antitoxique, non pas seulement sur les déchets normaux des combustions organiques, mais encore sur les poisons venus du dehors, certains des accidents liés à la destruction de cet organe ne relèvent pas d'une intoxication exogène aggravée par la suppression d'un des moyens de défense de l'organisme. En d'autres termes, la glande surrénale exerce-t-elle une fonction antitoxique vis-à-vis des poisons microbiens ou autres introduits accidentellement dans l'économie?

Pour élucider ce problème, plusieurs moyens d'étude s'offrent aux expérimentateurs : suppression totale ou partielle des capsules suivie d'inoculations septiques ou toxiques; emploi de l'extrait capsulaire, soit mélangé *in vitro* avec l'agent toxique, soit injecté à l'animal en même temps que lui, avant lui ou après lui. Ce sont là les divers procédés auxquels nous avons eu recours. Hâtons-nous d'ajouter que nous avons été précédé dans cette voie par plusieurs auteurs dont les expériences ont éclairci déjà bon nombre de points.

ALBANÈSE (39) le premier aborda ce problème. Il établit que chez les grenouilles acapsulées, l'injection de neurine est plus mal supportée que chez les grenouilles normales, tandis qu'à d'autres poisons, strychnine, atropine, grenouilles acapsulées et grenouilles normales, opposent une résistance égale. Mais BOINET (119), quelques années après, ne put retrouver cette action anti-toxique élective des glandes surrénales sur la neurine.

ABELOUS (120), dans une série de publications qu'il fit seul ou en collaboration avec LANGLOIS, étudie l'action des capsules sur divers toxiques. Il démontre d'abord leur rôle anti-toxique *in vivo* vis-à-vis de l'atropine, l'injection sous-cutanée d'un centigramme de sulfate d'atropine à des grenouilles donne au bout d'une demi-heure des signes d'intoxication. Une grenouille complètement décapsulée présente ces troubles plus rapidement qu'une grenouille à laquelle on n'a enlevé qu'une capsule.

La même année, en 1895, ABELOUS entreprit l'étude des propriétés anti-toxiques *in vitro* de divers organes vis-à-vis de la strychnine et du curare, et constata, dans une série d'expériences sur le lapin, que les capsules surrénales ont une action notable sur la strychine, action plus puissante que celle du corps thyroïde et du poumon, moins puissante au contraire que celle du foie, de la rate et de la muqueuse intestinale. Sur le curare, leur action est plus faible. La mort survient presque aussi vite après l'injection du mélange de curare et de l'émulsion de substance surrénale, qu'après injection de la solution de curare témoin; au contraire, l'émulsion de foie, de rate, de thyroïde et de muscle paraît avoir, à l'égard de ce poison, une action anti-toxique assez puissante. C'est en se basant sur les résultats de ces expériences qu'ADELOUS conclut à l'existence de fonctions antitoxiques dans toutes les cellules de l'organisme avec prédominance d'action au niveau de certains organes ; ces conclusions furent adoptées l'année suivante par BARDIER (121).

A la même époque, CHARRIN et LANGLOIS (122) étudièrent l'action *in vitro* du tissu surrénal sur la nicotine. A cet effet ils injectèrent dans le péritoine de cobayes des mélanges d'une solution de nicotine avec des poids égaux de foie, de rate, de muscle, de capsule surrénale ; ils purent ainsi constater que la nicotine pure ou la nicotine additionnée de tissu rénal ou de tissu musculaire est mortelle pour le cobaye à la dose de 6 milligrammes; tandis qu'il en faut 8 milligrammes quand on l'a additionnée de substance hépatique ou de substance surrénale.

Avec la strychnine et l'atropine les résultats obtenus furent moins probants, néanmoins LANGLOIS est porté à admettre une action antitoxique assez faible à la vérité de l'extrait capsulaire sur ces deux alcaloïdes.

DUBOIS (60) a été amené incidemment à étudier *in vivo* les effets de l'injection simultanée d'extrait capsulaire et de divers poisons; en particulier avec l'atropine, il a eu une aggravation des accidents, les deux substances paraissant unir leurs effets toxiques. Mais on peut objecter que, dans ces expériences entreprises pour étudier les variations de toxicité de l'extrait capsulaire, la dose d'extrait injectée a été très forte; il s'est agi de la dose toxique et non de la dose thérapeutique.

DUBOIS a également recherché quels étaient les effets de

l'injection d'extrait surrénal à des animaux préalablement infectés par le bacille de Loeffler et par le bacille pyocyanique; ici aussi il a vu les accidents aggravés; mais la même objection se présente encore ici à l'esprit.

CHARRIN et LANGLOIS (123) ont encore eu recours à un autre procédé pour déterminer le rôle des capsules dans la défense de l'organisme. Ils ont enlevé la glande d'un côté, puis, après avoir laissé à leurs animaux le temps de se remettre du traumatisme opératoire, leur ont inoculé des cultures virulentes ou stérilisées de bacilles pyocyaniques Ils ont constaté alors, à leur grand étonnement, que les animaux monocapsulés étaient les plus résistants ainsi qu'en témoignent les protocoles de quelques-unes de leurs expériences que nous reproduisons ci-dessous :

2e SÉRIE.

Injection de 1 centimètre cube d'une culture virulente :

Cobayes témoins		Cobayes monocapsulés depuis 15 jours.	
A mort.....	30 heures après.	A mort.....	30 heures après.
B —	30 — —	B —	40 — —
C —	40 — —	C —	48 — —
Total	100	Total	118
Moyenne	33 heures	Moyenne	39 heures.

4e SÉRIE.

Injection de 3 centimètres cubes de culture stérilisée.

Cobayes témoins		Cobayes monocapsulés depuis 3 semaines.	
A mort......	48 heures après.	A	survie.
B —	50 — —	B	survie.

Plus récemment enfin, nous avons à signaler les recherches de WYBAUW (124) qui a étudié l'action réciproque de l'extrait capsulaire et de la toxine diphtérique *in vitro* et *in vivo*, sur la grenouille et le cobaye.

Il a constaté qu'en injectant soit simultanément de la toxine et de l'extrait, soit un mélange antérieurement préparé de ces deux éléments, les phénomènes d'intoxication déterminés par l'extrait surrénal sont masqués par ceux qu'occasionne l'intoxication diphtérique. Celle-ci évolue comme à l'ordinaire sans aucune modification attribuable à un rôle antitoxique quelconque de l'extrait surrénal. Il est donc évident pour lui que ni *in vitro*, ni dans l'organisme, ces deux substances ne se neutralisent. D'autre part, WYBAUW a constaté que l'extrait des capsules de cobayes diphtériques n'a plus son action habituelle sur la pression artérielle. Ne pouvant attribuer ce fait à une neutralisation réciproque de la toxine et de l'extrait, il admet que la toxine, en détruisant les éléments anatomiques des capsules, empêche ceux-ci de sécréter la substance active.

Nous avons à notre tour abordé l'étude de ce problème du rôle des glandes surrénales dans la résistance aux infections et aux intoxications.

Pour l'élucider, nous avons eu recours aux procédés suivants :

1º Tentatives de neutralisation *in vitro* de divers toxiques par l'extrait surrénal;

2º Injections d'extrait surrénal à des animaux antérieurement intoxiqués ou infectés;

3º Injections simultanées d'extrait surrénal et de produits toxiques ou microbiens;

4º Destruction partielle des glandes surrénales suivie après un laps de temps suffisant d'infections ou d'intoxications expérimentales.

Nous allons exposer ici les résultats que nous avons obtenus dans ces diverses expériences, résultats dont quelques-uns ont déjà été communiqués à la Société de Biologie (125).

CHAPITRE IV

Extrait surrénal et Résistance aux intoxications

Nous avons expérimenté, à ce point de vue, un certain nombre de substances toxiques: arsenic, atropine, phosphore, strychnine, urines humaines, toxine diphtérique.

I. — INTOXICATION PAR L'ARSÉNIATE DE POTASSE

EXPÉRIENCE XIII (*14 octobre 1902*)

On prépare de l'extrait capsulaire en broyant finement six capsules de cobayes pesant ensemble 1 gramme, on les délaye dans deux fois leur poids de glycérine et on ajoute 8 centimètres cubes de sérum artificiel. Après filtration sur tarlatane stérilisée avec forte expression du résidu de la filtration, on obtient un liquide de teinte café au lait, et dont 1 centimètre cube renferme 10 centigrammes de capsule surrénale (1).

3 centimètres cubes de cet extrait sont mélangés avec 1 centimètre cube d'une solution d'arséniate de potasse au 1/20 et le mélange est mis pendant 6 heures à l'étuve à 40°.

On pratique alors des inoculations comme suit:

Cobaye A (560 gr.) reçoit 1 cc. de la solution d'arséniate de potasse au 1/20me.

Cobaye B (600 gr.) reçoit le mélange antérieurement préparé de toxine et d'extrait.

Cobaye C (540 gr.) reçoit 1 cc. de la solution d'arséniate et trois minutes après 3 cc. d'extrait.

Toutes ces injections sont faites aseptiquement sous la peau de l'abdomen.

(1) C'est d'un extrait préparé de la sorte et toujours extemporanément que nous nous sommes servi dans toutes les expériences suivantes, sauf celle pour lesquelles il est fait à ce sujet une mention spéciale.

Les cobayes A et C meurent en même temps après 16 heures.
Le cobaye B meurt après 18 heures.

Expérience XIV (*21 octobre 1901*)

Les cobayes D^1 (510 gr.) et D^2 (560 gr.) reçoivent tous deux en inoculation sous-cutanée 1 cc. de la solution d'arséniate de potasse.

Les cobayes E^1 (520 gr.) et E^2 (550 gr.) reçoivent la même dose et cinq minutes après une injection sous-cutanée de 3 cent. cubes de notre extrait surrénal.

Cobayes témoins ;		Cobayes ayant reçu de l'extrait.
D^2 mort..... 17 heures après		E^1 meurt..... 20 heures après.
D^1 — 22 —		E^2 survit.

En réunissant les résultats fournis par ces deux séries, nous constatons pour les trois animaux qui n'ont reçu que de l'arséniate de potasse une survie moyenne de 18 heures. Des quatre animaux ayant reçu outre le toxique une injection d'extrait surrénal (avec ou sans mélange antérieur des deux substances), trois sont morts après une survie moyenne de 18 heures également; un seul a survécu. Encore que le fait vaille d'être signalé, il nous paraît prématuré d'en conclure à une action antitoxique des produits surrénaux sur l'arséniate de potasse. Nous dirons donc provisoirement et en attendant de nouvelles expériences que cette action n'est pas évidente.

II. — INTOXICATION PAR L'ATROPINE

Expérience XV (*3 avril 1901*).

L'extrait surrénal est préparé suivant la technique habituelle.

Les cobayes A^1 et A^2 (420 gr. et 450 gr.) reçoivent en injection sous-cutanée 1 cc. d'une solution au centième de sulfate d'atropine.

Les cobayes B^1 et B^2 (400 et 440 gr.) reçoivent 1 cc. de la même solution mélangée une heure auparavant avec 3 cc. d'extrait surrénal.

Les quatre animaux ne présentent aucun accident.

Expérience XVI (*7 novembre 1901*).

Les cobayes F^1 et F^2 (430 et 470 gr.) reçoivent 3 cc. d'une solution de sulfate d'atropine au $1/50^{me}$.

Les cobayes G^1 et G^2 (même poids) reçoivent 1 cc. d'extrait glycériné fourni par M. le Docteur HALLION et dix minutes après 3 cc. de
la solution d'atropine.

Le cobaye G^3 (450 gr.) reçoit un mélange préparé six heures auparavant d'1 cc. d'extrait glycériné avec 3 cc. de la solution d'atropine.

Dans les heures qui suivent, les cobayes F^1 et F^2 ne présentent aucun accident ; les trois cobayes ayant reçu de l'extrait surrénal sont
abattus et restent immobiles au fond de leur cage.

Le cobaye G^1 meurt 36 heures après.

Tous les autres survivent.

Expérience XVII (*18 novembre 1901.*)

Cette expérience porte sur les cobayes de la série précédente qui
ont survécu.

Les cobayes F^1 et F^2 reçoivent en injection intrapéritonéale une
nouvelle dose de 3 cc. de la solution de sulfate d'atropine au $1/50^e$.

Le cobaye G^2 reçoit en injection intrapéritonéale 3 cc. de la solution d'atropine et cinq minutes après 3 cc. d'extrait surrénal préparé par nous.

Le cobaye G^3 reçoit en injection intrapéritonéale le mélange préparé six heures auparavant de 3 cc. de notre extrait avec 3 cc. de
la solution d'atropine.

Cobayes témoins	Cobayes ayant reçu de l'extrait.
F^1 mort... après 40 heures.	G^2 mort... après 116 heures.
F^2 survit.	G^3 — — 140 —

La conclusion qui se dégage de ces expériences n'est pas
nette. Si les cobayes qui ont reçu de l'extrait surrénal ne
sont morts que tardivement (après 116 et 140 heures), nous
voyons un des cobayes n'ayant reçu que de l'atropine sur

vivre. Peut-être n'avons-nous pas employé une dose assez forte du toxique. Quoi qu'il en soit, ici encore, il y a lieu de réserver la question.

|III. — INTOXICATION PAR LE PHOSPHORE

EXPÉRIENCE XVIII (*18 juin 1901*).

Les cobayes D^1, D^2, D^3 reçoivent en injection sous-cutanée 0 cc.,8 d'huile phosphorée au $1/100^e$ soit 8 milligrammes de phosphore.

Les cobayes E^1 et E^2 reçoivent en même temps l'injection de 0 cc., 8 d'huile et celle de 3 cc. d'extrait surrénal préparé suivant notre technique habituelle.

Les cobayes F^1 et F^2 reçoivent l'injection d'un mélange préparé une heure auparavant de 3 cc. d'extrait avec 0 cc., 8 d'huile.

Les sept animaux sont à peu près de même poids (525 à 560 gr.)

Cobayes témoins		Cobayes ayant reçu de l'extrait.	
D^1 meurt... 12 heures après l'injection		E^1 meurt... 48 heures après.	
D^2 — 13 à 16 — —		F^1 — 53 — —	
D^3 — 36 — —		E^2 survit.	
		F^2 survit.	

A l'autopsie, les cobayes D^1, D^2, D^3 présentent des capsules modérément augmentées de volume, de coloration normale à la surface et de consistance molle.

Les cobayes E^1 et F^1 ont des capsules très grosses (les deux glandes pèsent 90 centigrammes chez le premier et 55 chez le second), et paraissant très congestionnées, avec zones d'aspect hémorragique (1).

L'influence antitoxique de l'extrait surrénal est ici évidente. Les trois animaux n'ayant reçu que de l'huile phosphorée ont une survie moyenne de 21 heures. Des quatre animaux ayant reçu soit un mélange d'huile et d'extrait, soit une injection d'huile suivie d'une injection d'extrait, deux meurent après une survie moyenne de 50 heures (plus

(1) On trouvera l'examen histologique de ces capsules dans un chapitre suivant (chapitre VI).

du double de la survie des témoins) et les deux autres survivent.

Expérience XIX (*26 juin 1901*.)

Les cobayes A¹ (750 gr.) et A² (600 gr.) reçoivent en injection
sous-cutanée 1 cc. d'huile phosphorée au 1/100ᵉ.

Les cobayes B¹ (780 gr.) et B² (590 gr.) reçoivent 1 cc. d'huile et
cinq minutes après 3 cc. de notre extrait.

Cobayes témoins	Cobayes ayant reçu de l'extrait.
A² meurt... 17 heures après.	B² meurt... 22 heures après.
A¹ — 29 — —	B¹ — 39 — —

A l'autopsie, A¹ et A² présentent des capsules pâles et molles, pesant chez l'un 55 et chez l'autre 40 centigrammes. B¹ et B² ont des
glandes rouges et congestionnées.

Quoique moins frappants que dans l'expérience précédente, les résultats sont encore ici des plus nets. La survie
moyenne des témoins est de 23 heures ; la survie moyenne
des cobayes auxquels on a injecté de l'extrait surrénal est de
30 heures 1/2. On remarquera encore ici l'aspect différent
des capsules. Les cobayes témoins ont des glandes pâles,
molles, modérément augmentées de volume ; les cobayes qui
ont reçu des injections d'extrait présentent des capsules
énormes et très congestionnées.

Expérience XX (*2 juillet 1901*).

Dans cette expérience nous avons voulu comparer les effets antitoxiques du foie et des glandes surrénales. Nous avons donc préparé
avec les deux organes provenant des mêmes animaux deux extraits
glycérinés, dilués ensuite dans le sérum artificiel et contenant par
centimètre cube 10 centigrammes de substance organique.

Six cobayes pesant tous de 550 à 600 gr. ont été injectés de la
manière suivante :

Les cobayes G¹ et G² reçoivent sous la peau 1cc. d'huile phosphorée.

Les cobayes H¹ et H² reçoivent 1 cc. d'huile, puis un quart
d'heure après 3 cc. d'extrait surrénal.

Les cobayes J¹ et J² reçoivent 1 cc. d'huile, puis un quart d'heure après 3 cc. d'extrait hépatique.

Cobayes témoins	Cobayes ayant reçu de l'extrait
G¹ meurt 11 heures après.	H¹ meurt 19 heures après.
G² — 16 heures après (14 à 18).	H² — 12 — —
	J¹ et J² — 11 — —

La survie moyenne a donc été de 11 heures pour les animaux ayant reçu de l'extrait hépatique, de 13 heures pour les témoins et de 15 heures pour les cobayes ayant reçu de l'extrait surrénal.

A l'autopsie, on retrouve la congestion et l'augmentation de volume des capsules des animaux qui ont reçu de l'extrait surrénal, les autres cobayes ont au contraire des surrénales très pâles.

Nous ferons remarquer que les résultats de cette expérience ne sont pas à l'abri de toute critique, les injections d'extrait surrénal et d'extrait hépatique n'ayant été faites que tardivement, un quart d'heure après l'introduction de l'huile phosphorée, à un moment où le toxique pouvait déjà avoir pénétré dans l'intimité des tissus et déterminé des lésions irrémédiables.

EXPÉRIENCE XXI (*9 juillet 1901*).

Les cobayes D¹ et D² reçoivent sous la peau 12 milligrammes de phosphore, soit 1 cc., 2 d'huile phosphorée.

Les cobayes E¹ et E² reçoivent la même dose et une minute après 3 cc. d'extrait capsulaire.

Le cobaye F¹ reçoit un mélange préparé quelques heures auparavent de 3 cc. d'extrait avec 1 cc., 2 d'huile. (Les cinq animaux sont de même poids, 560 à 600 gr.)

Cobayes témoins	Cobayes ayant reçu de l'extrait
D¹ meurt 9 heures après.	E¹ meurt 11 à 16 heures après.
D² — 10 — —	E² — 11 à 16 heures —
	F¹ — 11 à 16 heures —

Les trois animaux E¹ E² F¹ étaient vivants le 10 juillet à 1 heure du matin, et morts à 6 heures.

Expérience XXII (*15 juillet 1901*).

Les cobayes L^1 et L^2 reçoivent 6 milligrammes de phosphore, 0 cc., 6 d'huile.

Les cobayes M^1 et M^2 reçoivent la même dose additionnée de 3 cc. d'extrait capsulaire. (Les quatre animaux pèsent 550 à 600 gr.)

L^1 meurt le soir après une survie de 9 heures.

Le 16 juillet au matin, les trois animaux qui ont survécu paraissent malades, L^2 plus que M^1 et M^2. On fait à ces deux derniers une nouvelle injection de 3 cc. d'extrait capsulaire.

On obtient alors les résultats suivants :

Cobayes témoins.		Cobayes ayant reçu de l'extrait.	
L^1 meurt....	9 heures après.	M^1 meurt.....	80 heures après.
L^2 —	.... 42 — —	M^2 —	..... 114 — —

Ici la survie moyenne fut de 25 heures pour les témoins et de 97 heures pour les animaux auxquels on avait fait des injections d'extrait.

Nous avons eu la surprise dans ces quatre cas de trouver à l'autopsie des capsules d'aspect et de volume normal ; mais l'examen histologique nous a permis de constater les lésions habituelles.

De cette série d'expériences se dégage avec évidence la démonstration du pouvoir antitoxique élevé des glandes surrénales à l'égard du phosphore. Nous y voyons toujours les cobayes qui ont reçu soit un mélange d'huile phosphorée et d'extrait surrénal, soit des injections consécutives d'huile et d'extrait survivre beaucoup plus longtemps que les animaux témoins auxquels on n'a injecté que de l'huile phosphorée. Dans certains cas (expériences XVIII et XXII) la différence est considérable, et même on peut observer des cobayes qui, sous l'influence de l'extrait surrénal, survivent et résistent parfaitement à des doses habituellement mortelles (cobaye E^2 et F^2 de l'expérience XVIII).

Nous croyons donc pouvoir conclure de ces faits que les glandes surrénales jouent un rôle important dans la défense de l'organisme contre l'intoxication phosphorée. Nous avons essayé de comparer le pouvoir antitoxique des surrénales et celui du foie et il nous a semblé que, *pour une même quantité de tissu,* le premier était plus net que le second.

IV. — INTOXICATION PAR LA STRYCHNINE

Expérience XXIII (*23 juillet 1901*).

Les cobayes A^1 et A^2 reçoivent sous la peau une injection de 1 cc. d'une solution de sulfate de strychnine à 1/00 soit 1 centigramme de sulfate de strychnine.

Les cobayes B^1 et B^2 reçoivent la même dose et une minute après 2 cc. d'extrait capsulaire. (Les quatre animaux sont de même poids : 600 à 650 gr.)

Le cobaye A^1, trois ou quatre minutes après l'injection, présente des crises épileptiformes violentes et meurt en quelques minutes.

Les trois autres cobayes présentent quelques secousses convulsives beaucoup moins fortes et survivent tous trois.

Expérience XXIV (*30 juillet 1901*).

Les cobayes C^1 et C^2 reçoivent 1 cc.,2 de la solution, soit 12 milligrammes de sulfate de strychnine.

Les cobayes D^1 et D^2 reçoivent la même dose et immédiatement après 2 cc. d'extrait surrénal.

Quelques minutes après, les quatre animaux sont pris de crises convulsives généralisées et meurent rapidement sans qu'il y ait de différence notable dans le temps de survie.

Expérience XXV (*8 décembre 1901*).

Les cobayes F^1 et F^2 reçoivent en injection intrapéritonéale 4 cc. d'une solution de sulfate de strychnine au millième, soit 4 milligrammes de sulfate de strychnine.

Les cobayes G^1 et G^2 reçoivent en injection intrapéritonéale 4 cc. d'une même solution de sulfate de strychnine au millième dans laquelle on a versé six heures auparavant 10 cc. d'extrait surrénal pour 100 cc. de la solution. Tous les animaux de cette expérience ont survécu.

Dans les expériences suivantes nous avons cherché non plus à déterminer la durée de la survie après injection sous-cutanée ou intrapéritonéale, mais à mesurer la quantité de poison nécessaire pour provoquer la mort immédiate en employant la voie intraveineuse.

Expérience XXVI (*13 novembre 1901*).

Un lapin A (3500 gr.) reçoit en injection intraveineuse 20 cc. de sérum artificiel dans lequel on a dilué 1 cc. de l'extrait surrénal glycériné obligemment fourni par le Docteur Hallion.

Deux heures après, on pratiqué à ce même lapin une injection intraveineuse d'une solution contenant 2 centigrammes de sulfate de strychnine dissous dans 50 gr. de sérum artificiel. Cette injection, faite à l'aide d'un appareil destiné à la mesure de la toxicité urinaire et composé d'une burette graduée reliée par un tube de caoutchouc à une fine aiguille, est poussée avec une vitesse constante de 3 cc. par minute et par kilogramme.

Pour maintenir le liquide à une température constante de 35 degrés on fait passer le tube de caoutchouc à travers un manchon de verre fermé aux deux extrémités et rempli d'eau bouillante.

L'injection est faite dans une veine de l'oreille.

Les premières convulsions apparaissent après injection de 5 cc. de liquide et la mort survient après le septième centimètre cube. L'animal à ce moment a reçu 2 milligrammes 8 de strychnine, soit 0 milligramme 8 par kilogramme de lapin.

Un lapin témoin B (3400 gr.) reçoit dans les mêmes conditions une injection de la même solution de strychnine ; il meurt après avoir reçu 4 cc. de la solution, soit 1 milligramme 6 de strychnine et 0 milligr. 45 par kilogramme.

Expérience XXVII (*24 novembre 1901*).

Lapin témoin T (2400 gr.) reçoit avec le dispositif expérimental indiqué pour l'expérience précédente une injection intraveineuse (dans la veine fémorale) d'une solution contenant deux centigrammes de sulfate de strychnine pour 100 gr. de sérum artificiel.

Les premières convulsions apparaissent après injection de 4 cc. ; la mort survient après 11 cc., soit 2 milligrammes 2.

La dose mortelle par kilogramme est donc de 0 milligramme, 92.

Lapin L (2800 gr.) a reçu à midi une injection intraveineuse d'1 cc. d'extrait capsulaire glycériné dilué dans 20 gr. de sérum artificiel. (L'animal a présenté, après l'injection, une violente tachycardie.)

A trois heures, injection intraveineuse de la même solution de strychnine (par la veine fémorale.)

Les premières convulsions apparaissent au cinquième centimètre cube et presque immédiatement après l'animal meurt, ayant reçu en tout 7 cc. de la solution, soit 1 milligramme 4.

La dose mortelle par kilogramme est donc ici de 0 milligramme 5.

Lapin R (2300 gr.) reçoit dans la veine fémorale une injection de la même solution de strychnine, mais à laquelle on a jouté, 24 heures auparavant, 4 cc. d'extrait glycériné de capsules pour 100 gr. de liquide.

Premières convulsions à 3 cc. Les convulsions se succèdent rapiment, la mort survient à 10 cc., l'animal ayant absorbé 2 milligrammes de strychnine, soit par kilogramme 0 milligramme 87.

Les doses mortelles dans ces deux expériences ont donc été par kilogramme d'animal.

Lapins témoins.	Lapins ayant reçu de l'extrait.
B meurt après injection de 0 mill. 45 de strychnine par kilogr.	A meurt après injection de 0 mill. 80 par kilogr.
T meurt après injection de 0 mill. 92 de strychnine par kilogr.	P meurt après injection de 0 mill. 50 par kilogr.
	R meurt après injection de 0 mill. 87 par kilogr.

D'après le résultat de la première expérience (lapins A et B), il semblait que l'injection d'extrait surrénal augmentait la résistance. La seconde tentative n'a pas confirmé ce résultat.

Expérience XXVIII (*20 novembre 1901*).

Avec le même dispositif on injecte la solution de strychnine à des cobayes dans la veine cave inférieure.

Cobaye T^1 (500 gr.) : laparotomie, mise à nu de la veine cave inférieure dans laquelle on introduit l'aiguille de notre appareil. La solution employée contient deux centigrammes de sulfate de strychnine pour 100 gr. de sérum artificiel.

L'animal meurt après avoir reçu 9 cc., soit 1 milligramme, 8, de strychnine ; la dose mortelle est donc par kilogramme de 3 milligrammes 6.

Cobaye T^2 (450 gr.) : même technique, même solution, meurt après avoir reçu 7 cc., soit 1 millig. 4 de sulfate de strychnine ; dose mortelle par kilogramme : 2 millig. 9.

Cobaye T^3 (750 gr.) : même technique, même solution ; la mort survient après injection de 10 cc., soit 2 milligrammes ; dose mortelle par kg. : 2 milligrammes 7.

Cobaye A^1 (680 gr.) reçoit dans la veine cave l'injection d'une solution de strychnine au même titre que la précédente, mais dans laquelle on a versé 24 heures auparavant 4 cc. d'extrait surrénal glycériné (extrait fourni par le Docteur Hallion). L'animal meurt après injection de 12 cc. de cette solution, soit 2 millig. 4 de strychnine. Dose mortelle par kilogramme : 3 millig. 5.

Cobaye A^2 (450 gr.) reçoit la même solution que le cobaye A^1. Il meurt après injection de 11 cc., soit 2 millig. 2. Dose mortelle par kilogramme : 4 milligr. 8.

Chez tous ces cobayes, les convulsions ont apparu presque aussitôt après le début de l'injection. Les différences n'ont porté que sur la dose nécessaire pour déterminer la mort ; le tableau suivant résume ces différences.

Cobayes témoins.	Cobayes ayant reçu de l'extrait.
T^1 par kil. 3 millg. 6 de strychnine	A^1 par kil. 3 millg. 5 de strychnine.
T^2 — 2 millg. 9. —	A^2 — 4 millg. 8 —
T^3 — 2 millg. 7. —	

La moyenne serait donc de 3 milligrammes pour les cobayes témoins et de plus de quatre milligrammes pour les cobayes auxquels on injecte de la strychnine additionnée d'extrait capsulaire.

Expérience XXIX (*6 décembre 1901*).

Le même dispositif est adopté, mais en raison d'une défectuosité dans le fonctionnement de l'appareil, la vitesse d'injection est beaucoup plus grande : au lieu de 3 cc. environ par kilogramme, on a une vitesse d'injection de 7 à 8 cc. par kilogramme et par minute.

Cobaye R^1, témoin (600 gr.) : injection dans la veine cave inférieure de la solution de strychnine à 2 pour 10000. La mort survient après injection de 15 cc. de liquide, soit 3 milligrammes de strychnine. La dose mortelle par kilogramme est donc de 5 cc.

Cobaye R^2, témoin 480 gr.) même opération. La mort survient après injection de 15 cc., soit 3 milligrammes de strychnine. Dose mortelle : 5 milligrammes par kilogramme.

Cobaye S^1 (500 gr.) reçoit une injection d'une solution au même titre que la précédente, mais dans laquelle on a ajouté quelques heures auparavant 6 cc. d'extrait glycériné de capsule surrénale pour 100 grammes de liquide (cet extrait, préparé suivant notre technique habituelle, contient 60 centigrammes de substance active).

La mort survient après injection de 17 cc., soit 3 mill. 4 de strychnine. Dose mortelle par kilogramme : 6 mill. 8.

Cobaye S^2 (500 gr.) meurt après injection de 16 cc. de cette même solution, soit 3 milligr. 2 de strychnine. Dose mortelle : 6 milligr. 4.

En résumé la dose mortelle a été :

Cobayes témoins.	Cobayes ayant reçu de l'extrait.
R^1 par kgr 5 milg. de strychnine	S^1 par kgr. 6 milligr. 8 de strychnine
R^2 — 5 — —	S^2 — 6 — 4 —

De l'exposé des faits qui précèdent, il résulte avec évidence que plusieurs facteurs influent sur le degré de résistance que les animaux présentent à l'intoxication par la strychnine.

On voit tout d'abord que les cobayes sont plus résistants que les lapins. La dose moyenne pour les premiers est de 3 à 4 milligr. par kilogramme, tandis que les seconds succombent à moins d'un millig. par kilogramme.

La vitesse avec laquelle est poussée l'injection a de même une grande importance. Dans l'expérience XXIX, la dose mortelle a été plus forte pour tous les animaux parce que, l'injection étant faite avec une rapidité extrême, une plus grande quantité de poison a pu être absorbée avant que la dose habituellement suffisante pour déterminer la mort ait eu le temps de faire sentir ses effets. Enfin le degré de dilution intervient également (comparer les expériences XXVI et XXVII) et le poison paraît d'autant moins nocif qu'il est plus dilué.

Toutes ces causes d'erreur étant signalées, nous ferons remarquer que, dans une même série, les conditions expérimentales ont toujours été les mêmes pour les animaux témoins et pour ceux qui recevaient de l'extrait surrénal (même espèce, même vitesse d'injection, même dilution du poison). Il nous paraît donc logique de rattacher au pouvoir antitoxique de l'extrait surrénal les légères différences entre animaux témoins et animaux auxquels on a injecté de l'extrait, qu'accusent les tableaux des observations XXVII, XXVIII et XXIX. Nous concluons que l'extrait capsulaire paraît doué d'un pouvoir antitoxique léger à l'égard de la strychnine, pouvoir fort inférieur d'ailleurs à celui qu'il possède vis-à-vis d'autres poisons tels que le phosphore.

V, — INTOXICATION PAR LES URINES HUMAINES

Il nous a paru intéressant d'étudier quelle pouvait être l'action antitoxique de l'extrait capsulaire sur les poisons multiples et complexes contenus dans les urines normales. A cet effet nous avons adopté le dispositif habituellement employé pour la mesure de la toxicité urinaire, en ayant soin d'injecter toujours le liquide avec une vitesse, une pression et une température constantes. Un appareil identique à celui que nous avons utilisé pour les injections intraveineuses de strychnine et très analogue à celui qu'a décrit Lesné (126), nous a permis de nous placer dans ces conditions. Nous avons toujours dans chaque série injecté de l'urine provenant de la même miction à nos animaux en expérience et aux animaux témoins.

Expérience XXX (*6 août 1901*).

Urines d'un sujet convalescent de fièvre typhoïde.

Lapin A, témoin (poids 2500 gr.) : injection intraveineuse de cette urine préalablement alcalinisée, la température du liquide est portée à 40°, la vitesse d'injection est de 4 cc. par kilogr. et par minute, soit 10 cc. à la minute ; après injection de 20 grammes, l'animal présente du myosis.

Après 25 cc., dyspnée et convulsions ; à 35 cc., convulsions violentes ; mort à 40 cc.

Toxicité : 12 cc. par kilogramme.

Lapin B (2.500 gr.).

A reçu à 2 heures en injection sous-cutanée 5 cc. d'extrait capsulaire glycériné fait avec les deux capsules d'un lapin de 2 kg. et contenant environ 50 centigrammes de tissu capsulaire.

Trois heures après, à 5 heures, injection intraveineuse de la même urine, à la même température et avec la même vitesse.

A 20 cc., dyspnée, puis myosis, polyurie ; à 60 cc., convulsions légères ; à 100 cc. convulsions violentes ; meurt à 125 gr.

Toxicité : 50 cc. par kilogramme.

A l'autopsie, les glandes surrénales sont d'aspect normal.

Lapin C., témoin (3200 gr.).

La même urine est injectée dans les mêmes conditions :

A 15 cc., dyspnée ; à 40 cc., grandes convulsions ; mort à 65 cc.

Toxicité : 20 cc. par kilogramme.

Résumé de l'expérience : les lapins A et C, témoins, succombent après avoir reçu l'un 12 cc., l'autre 20 cc. d'urine par kilogramme, soit en moyenne 16 cc.

Le lapin B, auquel on a injecté antérieurement de l'extrait surrénal, ne meurt qu'après avoir reçu 50 cc. d'urine par kilogramme.

Expérience XXXI (*16 août 1901*).

Urines d'un sujet normal (urines du matin).

Lapin témoin A (poids 1.800 gr.) : urine injectée à la température de 40° et avec une vitesse de 5 cc. par kilogramme, soit 9 cc. à la minute.

A 25 cc., dyspnée et myosis ; à 40 cc., polyurie ; à 45 cc., convulsions ; meurt à 63 cc.

Toxicité : 34 cc. par kilogramme.

Lapin B (1600 gr.). Ce lapin a reçu deux jours auparavant une première injection sous-cutanée de 5 cc. d'extrait glycériné de capsules surrénales de cobaye contenant 50 centigrammes de substance active. Seconde injection d'une dose égale le 16 août à midi.

A 3 heures injection intraveineuse de la même urine, même vitesse, même température.

Mêmes accidents, mais plus tardifs ; mort à 104 cc.

Toxicité : 64 cc. par kilogramme.

Expérience XXXII (*28 août 1901*).

Urines de sujet normal (urines du jour après ingestion de boissons abondantes).

Lapin A témoin (1900 gr.). Injection intraveineuse de cette urine à une vitesse de 5 cc. par kilogramme, soit 9 cc. à la minute. Température 40°.

Myosis, dyspnée, soubresauts, polyurie ; une crise convulsive. Mort tardive à 220 cc.

Toxicité : 115 cc. par kilogramme.

Lapin B (1950 gr.) a reçu trois heures auparavant une injection intraveineuse de 5 cc. d'extrait glycériné dilué dans 20 cc. de sérum et représentant un gramme de capsule surrénale de cobaye.

L'injection intraveineuse d'urine est faite dans les mêmes conditions que pour l'animal précédent : la mort survient après injection de 228 gr.

Toxicité : 114 cc. par kilogramme.

Expérience XXXIII (*29 août 1901*).

Urines de sujet normal.

Lapin A témoin (1650 gr.). Injection intraveineuse faite suivant la technique habituelle :

A 35 cc. dyspnée, puis myosis, polyurie, convulsions répétées ;
mort à 114 cc.

Toxicité : 69 cc. par kilogramme.

Lapin B (1680 gr.) a reçu, quatre heures auparavant, une injection sous-cutanée de 5 cc. d'extrait glycériné de capsules surrénales
de lapin contenant 50 centigrammes de substance active.

L'injection intraveineuse d'urine faite, dans les conditions habituelles, détermine les mêmes accidents, mais plus tardifs.

La mort survient à 141 cc.

Toxicité : 84 cc. par kilogramme.

Expérience XXXIV *(9 octobre 1901).*

Urines de malade convalescent de fièvre typhoïde (apyrétique
depuis 10 jours).

Lapin A témoin (1850 gr.) : injection dans les conditions habituelles.

A 20 cc. myosis et dyspnée ; à 32 cc. convulsions légères, puis de
plus en plus intenses ; mort à 75 cc.

Toxicité : 41 cc. par kilogramme.

Lapin B (1500 gr.) a reçu quatre heures auparavant une injection sous-cutanée de 5 cc. d'extrait glycériné de capsules de cobaye.

Injection intraveineuse d'urine : mêmes accidents, mort à 82 cc.

Toxicité par kilogramme : 56 cc.

Si nous résumons les chiffres obtenus dans ces diverses expériences nous trouvons :

Pour les lapins témoins.   Pour les lapins ayant reçu de l'extrait.

Expérience 30 : { lapin A. Toxicité. lapin B. Toxicité 50 cc. par kil.
12 cc. par kg.
lapin C. Toxicité
20 cc. par kg.

Exp. 31 : lapin A. tox. 34 cc. par kg. lapin B. Toxicité 64 cc.

Exp. 32 : lapin A. tox. 115 cc. par kg. lapin B. — 114 cc.

Exp. 33 : lapin A. tox. 69 cc. par kg. lapin B. — 84 cc.

Exp. 34 : lapin A. tox. 41 cc. par kg. lapin B. — 56 cc.

Un simple coup d'œil sur le tableau qui précède nous montre que, sauf dans un cas (expérience XXXII), la résistance des lapins aux poisons urinaires a toujours été augmentée par l'injection d'extrait. Faible ou nulle pour les urines hypotoxiques (expériences XXXII et XXXIII), cette augmentation de résistance devient très nette pour les urines de toxicité moyenne (expériences XXXI et XXXIV), et considérable à l'égard des urines hypertoxiques (expérience XXX).

Le fait s'explique facilement si l'on se rappelle que l'urine, en dehors de son pouvoir toxique, agit mécaniquement en raison des modification, qu'elle détermine dans l'état de concentration moléculaire du sérum. Nous savons depuis les travaux de Winter (127), de Bousquet (128), de Lesné (426), de Claude et Balthazard (129), que les urines hypotoxiques n'amènent la mort des animaux qu'en raison de ces phénomènes mécaniques d'osmonocivité. Or, il est facile de comprendre que si l'extrait capsulaire possède une action antitoxique à l'égard de certains poisons urinaires, il pourra modifier dans des proportions importantes la toxicité des urines surchargées de ces poisons, mais qu'il sera beaucoup moins actif à l'égard des urines qui en contiennent fort peu et qui n'agissent que mécaniquement, à la façon de l'eau distillée.

Nous avons cru inutile de remédier à cet inconvénient en diluant les urines, de façon à ramener leur point cryoscopique au point de congélation du sérum de lapin, comme il peut être utile de le faire lorsqu'on étudie la toxicité urinaire à un point de vue clinique. L'essentiel pour nous était de comparer dans chaque série d'expériences des urines de toxicité égale.

La conclusion qui se dégage des faits que nous venons de relater, c'est que l'extrait capsulaire est susceptible, par un mécanisme dont nous aurons à discuter tout à l'heure la nature, d'augmenter la résistance de l'organisme à certaines intoxications. Parmi les divers poisons que nous avons expérimentés, c'est à l'égard du phosphore et des poisons de l'urine humaine que cette action antitoxique s'exerce avec le plus de puissance.

CHAPITRE V

Décapsulation partielle et résistance aux infections et aux intoxications.

Pour pratiquer la décapsulation des cobayes, nous avons adopté la technique suivante : laparatomie latérale presque toujours à gauche, parce que l'opération est plus facile de ce côté (la glande surrénale droite est immédiatement contiguë à la veine cave inférieure). L'incision remonte jusqu'à la dernière côte qui est sectionnée; en faisant écarter en haut l'estomac et la rate, en bas et en dedans le paquet intestinal, on met aisément à découvert la capsule surrénale. De quelques coups de sonde cannelée on la libère de ses adhérences, puis on l'enlève en jetant un fil fin sur son petit pédicule vasculaire. Souvent le fil accroche et déchire la partie interne de la glande ; il suffit alors de cautériser avec l'extrémité de la sonde cannelée portée au rouge sombre le moignon resté adhérent pour arrêter l'hémorragie et détruire du même coup ce qui subsistait de la capsule.

En aucun cas, pour cette série d'expériences, nous n'avons pratiqué l'ablation bilatérale des glandes : cette opération entraînant toujours la mort à très bref délai, il nous eut été impossible d'étudier l'action des infections surajoutées. De même nous n'avons pas eu l'occasion de recourir au procédé fort ingénieux de destruction de la capsule, proposé par Bigard et Bernard (130), qui consiste dans l'emploi d'un sérum surrénotoxique préparé en injectant dans la cavité péritonéale des canards des capsules de cobayes. Le sérum des canards devient alors cytolytique pour les glandes surrénales des cobayes. Nous avons craint, par l'emploi de ce procédé, d'avoir chez nos animaux des accidents qui auraient pu fausser nos résultats.

Au contraire, après l'extirpation d'une seule capsule par le procédé que nous venons d'indiquer, les cobayes ne présentent aucun trouble apparent, si ce n'est un certain degré d'amaigrissement. Mais cet amaigrissement est de courte durée, et sauf des cas très rares d'hémorragie ou d'infection opératoire qui nous ont fait perdre quelques animaux, la guérison est complète au bout de la première semaine. Nous avons pratiqué presque toujours l'inoculation microbienne de 10 à 20 jours après l'opération, alors que l'animal avait repris son poids primitif.

Les résultats obtenus ont varié beaucoup suivant la nature de l'agent microbien ou toxique employé.

I. — TOXINE TÉTANIQUE

Expérience XXXV (*24 février 1901*).

Les cobayes L^1 (mâle, 625 gr.), L^5 (femelle, 610 gr.), L^6 (femelle, 490 gr.) sont opérés le 2 février et se rétablissent sans incident.

Le 24 février ils pèsent respectivement 650, 640 et 510 grammes. On leur injecte alors sous la peau, ainsi qu'à trois témoins, T^{24} (mâle, 700 gr.), T^{25} (mâle 510) et T^{26} (femelle, 560 gr.), un centimètre cube d'une dilution au 1/40 d'une toxine très virulente provenant de l'Institut Pasteur (1).

La mort survient :

Pour les cobayes témoins.	Pour les cobayes monocapsulés.
Pour T^{25} après 34 heures.	Pour L^5 après 36 heures.
Pour T^{26} — 46 heures.	— L^6 — 46 —
Pour T^{24} — 49 heures;	— L^1 — 53 — .

(1) Nous remercions M. Binot qui a bien voulu nous fournir cette toxine.

Les trois animaux décapsulés ont donc survécu 36, 46 et 53 heures, soit une moyenne de 45 heures ; les trois témoins 34, 46 et 49 heures, soit une moyenne de 43 heures (1).

On remarquera que, dans cette expérience, le temps de survie a été proportionnel au poids des animaux, les cobayes les plus forts résistant le plus longtemps. De là, la nécessité d'opérer toujours, dans les séries respectives de témoins et d'opérés, sur des animaux de poids à peu près égal.

Expérience XXXVI (*12 mars 1901*)

Les cobayes R^1 (femelle, 600 gr.), R^2 (femelle, 620 gr.), R^3 (mâle, 400 gr.), sont opérés le 28 février, suivant la technique habituelle.

Complètement rétablis au bout de quelques jours, ils pèsent le 12 mars 590, 640 et 410 gr.

Ils reçoivent alors ainsi que trois témoins, T^{30} (mâle, 560 gr.), T^{31} (femelle, 420 gr.) et T^{32} (mâle, 580 gr.) un centimètre cube de la même toxine diluée au cinquantième.

La mort survient :

Pour les cobayes témoins.		Pour les cobayes monocapsulés.	
T^{31}........ après 41 heures		R^3........... après 40 heures
T^{30}........ — 52 —		R^1........... — 50 —
T^{32}........ — 55 —		R^2........... — 52 —

La survie moyenne des opérés est donc de 47 heures ; celle des témoins de 49.

Il est impossible, dans ces conditions, en attendant de nouvelles expériences, de conclure à une différence dans le temps de survie entre les animaux opérés et les témoins.

(1) On trouvera au chapitre VI l'étude des lésions présentées par les capsules des animaux de cette expérience et des séries suivantes.

II. — BACILLE DU CHARBON

Expérience XXXVII (*24 janvier 1901*).

Inoculation sous-cutanée d'un centimètre cube de culture en bouillon de bacille du charbon à deux cobayes témoins pesant 480 et 580 gr., et à deux cobayes monocapsulés opérés depuis 17 et 20 jours. Les quatre animaux meurent au bout de 35 à 40 heures. La mort étant survenue la nuit entre 1 heure et 6 heures du matin, on n'a pas pu déterminer l'ordre suivant lequel avaient succombé les animaux.

Expérience XXXVIII (*12 février 1901*).

Inoculation sous-cutanée d'un centimètre cube d'une culture en bouillon de bacille charbonneux vieille de 24 heures aux cobayes témoins T^{20} (465 gr.) et T^{21} (440 gr.) et aux cobayes monocapsulés P^2 (475 gr.) et P^3 (445 gr.), tous deux opérés depuis 14 jours et parfaitement rétablis.

La mort survient :

Pour les cobayes témoins.	Pour les cobayes monocapsulés.
T^{20} après 18 heures.	P^2 après 20 heures.
T^{21} — 28 —	P^3 — 25 —

Survie moyenne des opérés, 22 heures et demie ; des témoins, 23 heures.

Il ne semble donc pas que, dans l'infection charbonneuse, il y ait aucune modification dans le temps de survie en rapport avec l'ablation préalable d'une glande surrénale.

III. — PNEUMOBACILLE DE FRIEDLANDER

Expérience XXXIX (*26 décembre 1900*).

Les cobayes M^3 (mâle, 440 gr.) et M^4 (femelle, 400 gr.) sont opérés le 10 décembre. Le 24 décembre ils sont parfaitement rétablis et pèsent l'un 460 et l'autre 410 gr. Ils reçoivent alors en même temps

que deux témoins T¹² (mâle, 420 gr.) et T¹³ (femelle, 390 gr.) l'inoculation sous-cutanée d'un centimètre cube d'une culture en bouillon, vieille de 24 heures, de pneumobacille de Friedlander.

Le cobaye M² meurt 17 heures après l'inoculation.

Les trois autres animaux, après quelques jours de maladie, se rétablissent et survivent.

Expérience XL (*14 janvier 1901*).

Les trois animaux qui ont survécu dans l'expérience précédente
M⁴, T¹² et T¹³ reçoivent en injection intrapéritonéale deux centimètres cubes d'une culture en bouillon de pneumobacille.

T¹² meurt au bout de 20 heures.

Les deux autres cobayes sont malades pendant quelques jours
(fièvre, amaigrissement), mais se rétablissent assez rapidement.

Expérience XLI (*31 janvier 1901*).

Nouvelle inoculation intrapéritonéale d'une culture de peumo-
bacille aux deux cobayes, T¹³ et M⁴ qui ont survécu aux injections
précédentes.

Les animaux ne présentent pas d'accidents ; on les sacrifie au
bout de quatre jours pour étudier les lésions déterminées par l'infection.

En résumé, s'il est permis de conclure d'après un si petit
nombre de faits, la résistance à l'infection pneumobacillaire
paraît plutôt diminuée chez les animaux monocapsulés puisqu'un des cobayes opérés est mort après la première inoculation, alors que les deux témoins survivaient.

IV. — BACILLE DIPHTÉRIQUE

Expérience XLII (*3 septembre 1900*).

Les cobayes F⁴ (mâle, 735 gr.) et F³ (mâle, 550 gr.), décapsulés tous
deux depuis 13 jours, reçoivent sous la peau de l'abdomen en même
temps que deux cobayes témoins G¹ (mâle, 700 gr.) et G² (femelle,
555 gr.)

un centimètre cube de culture en bouillon vieille de 24 heures de bacille de Lœffler.

La mort survient :

Pour les cobayes témoins.	Pour les cobayes monocapsulés.
G^1 après 30 heures.	F^3 après 37 heures.
G^2 — 52 —	F^4 — 72 —

La moyenne de survie des témoins est donc de 41 heures et celle des opérés de 54 heures.

Expérience XLIII (*7 novembre 1900*).

Les cobayes E^5 (715 gr.), H^4 (535 gr.) et H^2 (715 gr.), tous trois opérés depuis 45 jours et complètement rétablis, reçoivent, ainsi que trois témoins T^1 (520 gr.), T^2 (580 gr.), T^3 (720 gr.), en injection sous-cutanée, un centimètre cube d'une culture de Lœffler un peu plus virulente que celle employée pour la série précédente.

La mort survient :

Pour les cobayes témoins.	Pour les cobayes monocapsulés.
T^1 après 54 heures	E^5 après 67 heures.
T^3 — 60 heures	H^4 — 90 —
T^2 survie.	H^2 survie.

En résumé, pour les quatre animaux qui ont succombé, survie moyenne de 57 heures pour les témoins et de 78 heures pour les opérés.

Expérience XLIV (*5 décembre 1900*).

Inoculation d'un centimètre cube et demi de culture de Lœffler aux cobayes L^1 (mâle, 575 gr.), L^2 (mâle, 620 gr.), L^3 (femelle, 540 gr.), opérés 15 jours auparavant et parfaitement rétablis, ainsi qu'aux animaux témoins T^7 (femelle, 485 gr.), T^8 (mâle, 525 gr.) et T^9 (femelle, 635 gr.).

La mort survient :

Pour les cobayes témoins.	Pour les cobayes monocapsulés.
T^7 après..... 28 heures	L^3 après..... 32 heures
T^9 — ..... 39 —	L^2 — ..... 40 —
T^8 — ..... 56 —	L^1 — ..... 72 —

En résumé survie moyenne des témoins 40 heures, des opérés 48 heures.

En réunissant tous les cas d'intoxication diphtérique, nous trouvons pour les animaux témoins une survie moyenne de 46 heures et pour les cobayes monocapsulés une survie moyenne de 60 heures sans aucun fait contradictoire. Il est évident que plusieurs facteurs doivent entrer en ligne de compte pour expliquer les différences constatées dans le temps de survie : par exemple le poids des animaux, leur âge, la quantité et la virulence des cultures employées. Mais comme dans chaque série nous avons toujours eu soin de choisir pour chaque opéré un témoin de poids à peu près égal et que la dose de culture injectée a toujours été la même pour les animaux d'une même série, il faut bien admettre une relation de cause à effet entre l'ablation antérieure d'une capsule surrénale et la résistance plus grande des cobayes sur lesquels cette opération a été pratiquée. Nous allons du reste retrouver des faits analogues dans les expériences suivantes.

V. — INTOXICATION PAR LE PHOSPHORE

Expérience XLV (*29 novembre 1901*).

Le cobaye R^1 (mâle, 710 gr.), opéré le 14 novembre, et le cobaye R^2 (femelle, 600 gr.), opéré le 16 novembre, tous deux bien rétablis, reçoivent ainsi que les témoins T^4 (femelle, 640 gr.) et T^5 (mâle, 685 gr.) une injection sous-cutanée d'un centimètre cube d'huile phosphorée au centième, soit 1 centigramme de phosphore.

La mort survient :

Pour les cobayes témoins.	Pour les cobayes monocapsulés.
T^4..... après 32 heures	R^2..... après 62 heures
T^5..... — 57 —	R^1..... survie, sacrifié bien portant le 11 décembre.

L'augmentation de résistance est ici évidente chez les cobayes monocapsulés.

EXPÉRIENCE XLVI (*11 décembre 1901*).

Les cobayes M^1 (mâle, 530 gr.) et M^2 (femelle, 480 gr.), opérés
depuis 12 jours, et les cobayes témoins T^{15} (femelle, 540 gr.) et T^{16}
(mâle, 500 gr.) reçoivent en injection sous-cutanée un centimètre
cube d'huile phosphorée au centième.

La mort survient.

Pour les cobayes témoins.	Pour les cobayes monocapsulés.
T^{15}.... après 27 heures	M^2.... après 38 heures
T^{16}.... — 41 —	M^1.... — 60 —

La moyenne de survie des témoins est ici de 34 heures,
celles des opérés de 49 heures et il est évident, comme pour
la série précédente, que les cobayes monocapsulés ont une
résistance plus grande à l'égard de l'intoxication par le phosphore.

De l'ensemble des faits expérimentaux que nous venons de
relater, il résulte que si, dans certaines conditions, infections
charbonneuse et pneumobacillaire, intoxication tétanique,
l'ablation préalable d'une capsule surrénale ne paraît pas
modifier d'une manière appréciable la résistance de l'animal,
dans d'autres conditions, toxi-infection diphtérique, intoxication phosphorée, il est hors de doute que les cobayes partiellement décapsulés survivent plus longtemps que les témoins.

Ce résultat concorde donc avec le fait déjà signalé par
CHARRIN et LANGLOIS pour l'infection pyocyanique. Il a été
confirmé depuis notre première communication à ce sujet
par un travail important de LUCEBELLI (131).

Cet auteur, en expérimentant sur le lapin, a vu augmenter
la résistance aux infections par le charbon, le pneumocoque
et le bacille de Lœffler des animaux, auxquels il avait enlevé quelques semaines auparavant l'une des capsules
surrénales. Les lapins monocapsulés vivaient toujours plus

longtemps que les témoins ou même restaient absolument
indemnes alors que les témoins succombaient. Dans une autre série d'expériences, LUCEBELLI injecta les mêmes microbes
à l'intérieur de la capsule surrénale de lapins auxquels il avait
auparavant retiré la seconde glande. Par ce procédé, il put
voir les lapins monocapsulés mourir plus rapidement que
les lapins témoins qu'il infectait également par une de leurs
surrénales, la seconde étant intacte. Il admet, pour expliquer
ce phénomène, que, chez les premiers animaux, l'une des glandes étant enlevée et l'autre altérée par l'action des microbes
qu'on y a introduits, l'organisme est privé des moyens de
défense que pouvaient lui fournir ses capsules surrénales,
tandis que, chez les seconds, la glande laissée en place peut
exercer ses propriétés antitoxiques et augmenter ainsi la
résistance de l'organisme.

Quoi qu'il en soit de ce dernier point qui nécessitera encore
des travaux de contrôle, nous avons à nous demander comment il faut interpréter ce phénomène paradoxal en apparence de l'augmentation de résistance consécutive à l'ablation d'une capsule. CHARRIN et LANGLOIS, dans le travail auquel nous avons déjà fait allusion, avaient admis que, sous
l'action des toxines microbiennes, il se produit chez les animaux infectés une hyperactivité glandulaire des capsules,
hyperactivité qui détermine l'élaboration en plus grande
quantité de la substance toxique encore inconnue signalée
dans l'extrait capsulaire; cette substance toxique irait ajouter ses effets à ceux des toxines pyocyaniques. En suppri-
mant une capsule, on diminuerait la quantité de ces substances toxiques surrénales résorbables, ce qui permettrait à l'a-
nimal de résister plus longtemps.

A cette interprétation, si difficilement conciliable avec la
connaissance du pouvoir antitoxique que ces auteurs ont été
des premiers à reconnaître aux glandes surrénales, nous

avons proposé, il y a un an, de substituer l'hypothèse suivante (125) :

Les capsules des animaux infectés sont, comme on le verra
dans le chapitre suivant, très augmentées de volume, mais
l'hypertrophie, surtout dans la diphtérie expérimentale, et
nous pouvons ajouter aujourd'hui dans l'intoxication phosphorée, est toujours bien plus considérable dans la capsule
unique des animaux opérés que dans les deux glandes des
témoins. Le poids de la capsule unique arrive chez les premiers à égaler et très souvent à dépasser le poids des deux
capsules des témoins.

Nous savons, d'autre part, qu'en sacrifiant après huit jours,
quinze jours, un mois, des animaux partiellement décapsulés
mais non infectés, on constate chez eux l'hypertrophie de la
glande laissée en place ; elle pèse 25, 30, 35 centigrammes,
tandis que le poids normal des deux capsules réunies est chez
le cobaye de 20 à 25 centigrammes ; l'examen histologique
y dénote, comme nous l'avons vu précédemment, l'existence
d'une hypertrophie des trabécules corticaux avec augmentation du volume des cellules et présence de nombreux noyaux
en karyokinèse (1). Rappelons enfin que le tissu des capsules surrénales, malgré les substances toxiques qu'il peut
renfermer, est doué *in vitro* et *in vivo* d'un pouvoir antitoxique considérable. Pourquoi dès lors ne pas admettre que
l'extirpation d'une capsule ayant déterminé l'hypertrophie et
la suractivité fonctionnelle de celle qui subsiste, celle-ci, au
moment où on infecte l'animal, fournit un produit de sécrétion
plus abondant ou plus actif que les deux capsules surrénales
réunies des animaux témoins? Dès lors la résistance plus
grande de l'animal partiellement décapsulé s'explique par
l'action antitoxique plus puissante de la surrénale laissée en
place.

(1) Ce point a été également confirmé par le travail récent de Lucibelli (131).

Il est à peine besoin d'ajouter que cette interprétation, proposée par nous pour expliquer la résistance plus grande des animaux à la toxi-infection diphtérique, s'applique de même à la résistance qu'ils opposent à l'intoxication phosphorée, comme nous l'avons plus récemment constaté.

Il nous paraît intéressant, à propos de cet empoisonnement par le phosphore, de rappeler qu'on peut aussi bien augmenter la résistance de l'animal à l'égard de ce toxique par l'injection d'extrait surrénal et par l'ablation partielle des capsules. N'est-ce pas là un nouvel argument en faveur de l'opinion que nous défendons ? Si l'ablation d'une glande produit le même effet que l'injection du produit de sécrétion, cette ablation peut-elle agir autrement qu'en déterminant l'hyperactivité de la glande opposée et, partant, la sécrétion d'une plus grande quantité de substance active ?

Nous devons maintenant envisager le problème d'une façon plus générale. L'action antitoxique de la capsule surrénale à l'égard d'un certain nombre de poisons minéraux, organiques ou bactériens, est bien établie. Mais par quel mécanisme s'exerce cette action ? S'agit-il d'une simple fixation du toxique dans le parenchyme glandulaire ? Y a-t-il neutralisation ou destruction du poison au contact des éléments anatomiques de la glande ? S'agit-il enfin d'une action chimique qui s'exerce non pas au sein de l'organe, mais dans le sang, par l'intermédiaire des produits de sécrétion qu'y déverse la capsule surrénale ? En faveur de la première hypothèse on peut invoquer la haute toxicité de certains extraits surrénaux ; c'est parce que les capsules surrénales ont fixé une grande quantité de poisons que leur extrait devient nocif. Mais ne savons-nous pas, depuis les expériences de Dubois (60), que chez les animaux qu'on a fortement infectés, l'extrait surrénal perd sa toxicité sans doute parceque les capsules sont altérées dans leur structure et ne sécrètent plus un produit normal? Si les glandes agissaient par simple fixation des toxiques, il devrait en aller tout autrement et la toxicité des extraits devrait s'élever avec le degré d'infection de l'animal.

Nous sommes donc amenés à croire qu'il n'y a pas simple fixation, mais neutralisation ou destruction des corps toxiques. Mais il est plus difficile de dire si cette modification chimique se produit au niveau de la glande ou dans la circulation générale. Les effets antitoxiques des injections d'extrait surrénal ne suffisent pas pour entraîner la conviction en faveur de la seconde hypothèse, car nous savons que ces injections paraissent agir en déterminant une hypertrophie et une hyperactivité fonctionnelle des capsules (Caussade) et non pas en détruisant directement les substances nocives. Mais rien ne prouve d'autre part que les capsules hypertrophiées par ce mécanisme n'agissent pas à leur tour en déversant dans le sang une plus grande quantité de substance antitoxique. Restent enfin les expériences où l'on a pu retarder la mort de cobayes totalement décapsulés par l'injection d'extrait. Ne faut-il pas ici admettre de toute nécessité que l'extrait surrénal a pu détruire dans le sang les substances toxiques qui s'y accumulaient après l'ablation des capsules et, s'il en est ainsi, ne doit-on pas généraliser et conclure que c'est en partie par les produits qu'elle déverse normalement dans la circulation que la glande surrénale exerce son rôle de défense? Il nous paraît difficile de rejeter cette hypothèse, mais si la surrénale agit dans une certaine mesure par ce processus, il est indéniable, d'autre part, qu'elle exerce une action directe et locale sur les substances toxiques qui lui sont apportées. Nous n'en voulons d'autre preuve que la constance des altérations anatomiques de la glande dans les infections et les intoxications, et, fait remarquable, lésions d'autant plus marquées, comme nous le verrons dans le chapitre suivant, qu'il s'agit d'une infection ou d'une intoxication à l'égard de laquelle son pouvoir antitoxique paraît plus net. C'est ainsi que nous trouverons les lésions histologiques les plus graves dans la diphtérie et dans l'intoxication phosphorée et c'est dans ces deux cas que l'injection d'extrait surrénal ou l'ablation d'une capsule nous ont donné les survies les plus longues. Il y a donc certainement dans l'intimité du parenchyme une lutte entre les agents toxiques et les éléments glandulaires, lutte dont les dégâts sont marqués par les altérations que nous aurons à décrire plus loin. Nous sommes ainsi portés à admettre que l'action antitoxique des glandes surrénales s'exerce par un double mécanisme : neutralisation directe des poisons au contact des cellules surrénales et de leur sécrétion; neutralisation ou destruction à distance de ces mêmes poisons par les produits que la glande déverse dans le sang.

Il convient, en terminant ce chapitre, de rappeler les analogies nombreuses qui existent entre ces fonctions antitoxiques de la surrénale et celles qu'on reconnaît depuis longtemps à d'autres organes, le foie en particulier, depuis les travaux de SCHIFF, de HEGER, de LAUTENBACH et de ROGER (132), ainsi qu'aux muscles, au système nerveux, au corps thyroïde, à la muqueuse intestinale, etc. En constatant, pour les glandes surrénales, l'existence de ces fonctions reconnues depuis longtemps à d'autres organes, nous n'avons nullement la prétention de prendre parti pour l'une ou l'autre des théories qui cherchent à expliquer le mécanisme intime de la défense de l'organisme contre les infections et les intoxications. Nous ne nous dissimulons pas que la notion des propriétés antitoxiques des humeurs a plutôt perdu de son importance dans ces dernières années (on a même mis en doute le rôle protecteur du foie et de ses sécrétions). Au contraire la théorie de la phagocytose s'impose plus que jamais. Les recherches

récentes de Calmette (133), pour le sulfate d'atropine, et de
Besredka (134), pour l'arsenic, ont montré que ces deux poisons, introduits dans la circulation, sont arrêtés et absorbés
presque immédiatement par les leucocytes et spécialement
par les macrophages. De même, on sait, depuis les travaux
de Behring, Donitz, Decroly et Rousse (135), que le venin des
serpents, que les toxines tétanique et diphtérique sont,
peu de minutes après leur injection dans les veines, digérées
par les globules blancs. Les mêmes phénomènes ont été
constatés par Kobert et ses élèves (136) pour l'absorption
du fer.

Toutes ces expériences ont fourni de nouveaux arguments
à Metchnikoff (137) pour étendre aux intoxications la
notion du rôle de défense des phagocytes. « Toutes ces données, dit-il, démontrent bien que les phagocytes ne doivent
pas être considérés comme des cellules, capables seulement
de saisir des cadavres de cellules animales et de microbes, des
éléments ayant toujours peur des poisons et ne pouvant entrer
en ligne que sous la protection de quelque autre fonction
antitoxique. Les phagocytes manifestent souvent une sensibilité négative pour beaucoup de poisons introduits en trop
grande quantité dans l'organisme. Mais ce sont justement ces
cellules qui sont les plus résistantes vis-à-vis des substances
toxiques et qui protègent les éléments nobles contre l'empoisonnement. Dans ces conditions, il est tout naturel d'attribuer aux phagocytes le rôle d'agents de lutte de l'organisme
contre les poisons et on peut se demander même si ces éléments ne produisent pas les antitoxines (1). »

On voit combien complexe est le problème. Mais quelle
que soit l'importance des phénomènes phagocytaires, il n'en est
pas moins certain que, dans l'état actuel de la science, un rôle

(1) L'immunité dans les maladies infectieuses, 1902, page 420.

efficace paraît dévolu, dans la lutte contre les infections et les intoxications, au bon fonctionnement de tous les organes, de toutes les cellules de l'économie. Parmi ces organes, il en est certainement dont l'intégrité est plus spécialement indispensable et dont les sécrétions ont des propriétés particulièrement utiles. Nous pensons avoir démontré que les capsules surrénales, qui, à l'état normal, détruisent les poisons produits par le travail musculaire, prennent à l'état pathologique une importance très grande et doivent être rangées parmi les plus utiles de ces organes protecteurs.

TROISIÈME PARTIE
ÉTUDE ANATOMIQUE

CHAPITRE VI

Lésions des glandes surrénales dans les infections et les intoxications expérimentales et humaines.

Un des meilleurs arguments qu'on puisse invoquer en faveur du rôle important joué par les glandes surrénales dans la défense de l'organisme, c'est la fréquence des lésions de ces organes dans les intoxications et les infections expérimentales et humaines.

Dès 1889, Roux et Yersin (138), dans leurs belles recherches sur la diphtérie, ont signalé la congestion intense des glandes surrénales au cours de l'intoxication expérimentale chez le cobaye.

Puis Charrin et Langlois (139) étudièrent les altérations produites dans cet organe par l'infection pyocyanique ; à l'autopsie de cobayes morts d'infection aiguë, ils constatèrent une légère augmentation du volume de la glande avec congestion manifeste ; à la coupe, exagération de la quantité normale de pigment, dilatation des vaisseaux du centre, quelquefois véritables hémorragies ; en outre, les tubes, dans la partie qui touche à cette zone centrale, ont leur diamètre élargi, les cellules contiennent des granulations teintées, plus ou moins nombreuses.

Sur des cobayes morts après une infection plus lente, ayant évolué en un mois environ, ils virent, dans un certain nombre de cas, une hypertrophie considérable des capsules qui ont doublé, triplé de volume ou même davantage. Ces capsules malades ne donnent plus la réaction caractéristique avec le perchlorure de fer; leurs extraits ne sont plus toxiques, enfin elles ont perdu leur action tonique sur le système vasculaire.

Roger (140) a examiné les glandes de cobayes ayant succombé après l'infection par le pneumobacille. Dans les infections suraiguës, les capsules sont noires et ecchymotiques; sur les sections le parenchyme est transformé en une masse sanglante; histologiquement les mailles de la substance médullaire sont remplies de sang et de débris cellulaires; dans la substance corticale le sang forme une couche continue dans laquelle on ne distingue plus que les travées conjonctives. Dans les cas d'infections moins virulentes avec mort tardive survenant du quatrième au huitième jour, il n'a pas trouvé de lésions capsulaires. « Les faits que j'ai rapportés, ajoute Roger, ne constituent pas une simple curiosité anatomopathologique. Ils peuvent acquérir un certain intérêt, si on les rapproche des expériences qui démontrent qu'un cobaye succombe quand on a écrasé ses capsules. Que la destruction soit due au microbe ou au traumatisme, l'effet est le même : il se produit une auto-intoxication qui, s'il s'agit d'infection, ajoute ses effets à ceux du poison microbien; *à elles seules les lésions capsulaires que produit le pneumobacille suffiraient à expliquer la mort.* »

Pettit (13), dans le travail que nous avons déjà cité à plusieurs reprises, étudie les altérations histologiques déterminées dans les capsules par l'injection sous-cutanée de toxine diphtérique. Chez le cobaye, il constate le bouleversement des cylindres corticaux avec des hémorragies diffuses au milieu desquelles surnagent quelques ilôts cellulaires faiblement colorés en rouge par la safranine. La plupart des cellules sont altérées ; le protoplasma est granuleux et mal limité ; les noyaux sont dégénérés ou invisibles. Il retrouve des lésions analogues sur l'anguille.

A la même époque, des recherches importantes ont été entreprises par PILLIET sur les lésions des capsules dans certaines intoxications expérimentales (141). Partant de l'idée théorique que les glandes surrénales sont des émonctoires où les globules rouges viennent se détruire et donner naissance au pigment qui infiltre une partie de l'organe, il a employé surtout des poisons destructeurs des globules, afin d'étudier les modifications ainsi déterminées dans la formation du pigment des capsules. Il a employé dans ce but le chlorhydrate d'hydroxylamine, le nitrate d'urane, le formol, le nitrate de soude, etc., et a injecté ces divers poisons à des chiens, des cobayes et des lapins. En injection sous-cutanée, ces poisons ont provoqué dans une première période de la congestion plus ou moins intense pouvant aller jusqu'à la formation de foyers apoplectiques, dans une seconde période de la surcharge pigmentaire des cellules de la substance médullaire, dans une troisième période des hémorragies cavitaires occupant le centre de la capsule avec pigmentation des débris de la substance médullaire.

Il y aurait, d'après PILLIET, au niveau de la glande, appel des globules rouges altérés par les poisons, accumulation de ces globules, puis accaparement de leur hémoglobine par les cellules médullaires qui la transformeraient en pigment. Chez l'homme, ajoute l'auteur, le pigment se fixe non pas sur les cellules de la substance médullaire, mais sur la partie profonde de la couche corticale. Quand la glande est complètement imprégnée, ce sont d'autres éléments d'origine mésodermique qui viennent la suppléer; d'abord, les globules blancs, ensuite les cellules connectives de la peau, d'où pigmentation cutanée dans certaines affections destructives des capsules.

Parmi les travaux plus récents, nous signalerons celui de WYBAUW (124), qui a repris l'étude des lésions des capsules dans la diphtérie expérimentale. Il a vu dans les intoxications aiguës des hémorragies centrales avec intégrité des parties périphériques; dans les intoxications relativement lentes au contraire ce n'est plus la lésion hémorragique qui domine, mais la lésion destructive cellulaire.

En pathologie humaine, il n'est pas rare de voir mentionnée, dans les protocoles d'autopsies des sujets morts de maladies infectieuses ou d'intoxications, l'existence de lésions surrénales. Citons à titre d'exemple les observations de PARROT (142), de MATTEI (143), de TOUPET (144), de R. WAY (145), de PRITTCHARD (146), qui signalèrent la congestion, l'hémorragie ou la suppuration des capsules dans diverses affections: tétanos, méningite, infection purulente, pneumonie, urémie. Mais les études systématiques sur ce sujet, exception faite bien entendu pour les innombrables travaux consacrés à la tuberculose surrénale, sont fort peu nombreuses. Outre le travail de MATTEI, nous signalerons la thèse de LECOMTE (147) sur les hémorragies capsulaires et l'étude récente d'ARNAUD (148). Celui-ci rapporte, entre autres, des observations de vastes hémorragies capsulaires chez des sujets atteints d'abcès du foie et chez un autre ayant succombé aux suites d'une brûlure avec des symptômes rappelant ceux d'une intoxication. Nous aurons du reste à revenir sur ces observations dans la partie clinique de notre travail.

Nos propres recherches sur les lésions des glandes surré

nales dans les infections et les intoxications aiguës expérimentales et humaines ont été faites en collaboration avec
M. Lœper.

Ces recherches ayant fait l'objet déjà de plusieurs publications (149), nous nous contenterons d'en résumer ici les résultats en renvoyant le lecteur pour les détails aux articles qui
ont paru dans les *Archives de Médecine expérimentale et
d'Anatomie pathologique*, ainsi qu'aux notes insérées dans les
Bulletins de la Société de Biologie.

I. — LÉSIONS DANS LES INFECTIONS EXPÉRIMENTALES AIGUES

Nos recherches ont porté d'abord sur les lésions déterminées par les infections expérimentales aiguës et nous avons
étudié à ce point de vue les glandes de tous les animaux sur
lesquels avaient été faites les expériences rapportées dans
le chapitre V.

I. Dans la diphtérie. — Nous avons constaté des lésions de
trois ordres.

1° *Lésions hémorragiques*. — A un premier degré, le plus
léger, il y a congestion simple du centre de la capsule (zone
médullaire et zone réticulée).

A un deuxième degré, la congestion s'étend à la couche
fasciculée, sans dilacérer pourtant les travées cellulaires qu'elle
ne fait qu'écarter.

A un troisième degré, il y a rupture des capillaires et dilacération des cellules, avec foyers hémorragiques plus ou
moins étendus, mais habituellement cantonnés dans les parties centrales de la capsule.

2° *Lésions diapédétiques*. — Elles sont de deux sortes :
Diapédèse diffuse, habituellement peu abondante, dans les

interstices cellulaires et foyers leucocytiques limités le plus souvent à la zone fasciculée et glomérulaire. Les foyers leucocytiques sont constitués par des polynucléaires. Ces lésions, rares chez les animaux morts d'une façon presque foudroyante, sont plus fréquentes chez ceux qui ont survécu plus de 60 heures.

3° *Lésions dégénératives.* — Elles consistent en fonte des contours des trabécules corticaux, puis fonte des contours cellulaires eux-mêmes, perte des réactions colorantes de la cellule, dégénérescence vacuolaire, perte de coloration du noyau, enfin, nécrose cellulaire en îlots plus ou moins étendus.

Ces diverses lésions peuvent se rencontrer à tous les degrés dans une même capsule. C'est ainsi qu'on peut voir des îlots nécrotiques encombrés de leucocytes au pourtour d'un vaisseau gorgé de polynucléaires.

Presque toujours les altérations sont localisées ou tout au moins prépondérantes dans les zones réticulée et fasciculée, la zone glomérulaire étant à peu près indemne, à l'exception de deux cas où les glomérules eux-mêmes étaient étranglés par l'hémorragie et les cellules de cette zone manifestement altérées.

Le degré d'intensité de ces lésions, qui vont, comme on l'a vu, de la congestion simple à la nécrose cellulaire complète, est subordonné à plusieurs facteurs : tout d'abord il faut distinguer, à ce point de vue, les animaux témoins des animaux ayant subi au préalable l'extirpation d'une capsule. La capsule unique des cobayes opérés est plus volumineuse et atteint 35 à 70 centigrammes, alors que le poids total des deux capsules des témoins varie de 40 à 90 centigrammes. Au microscope, les lésions diapédétiques et surtout les lésions cellulaires sont plus accusées chez les animaux opérés ; d'autre part, dans les régions où on n'observe pas de lésions, les trabécules surrénaux et les cellules elles-mêmes apparaissent manifestement hypertrophiées.

Les lésions varient encore d'intensité suivant la virulence de l'infection et la survie plus ou moins grande des animaux. Les animaux qui ont résisté le plus longtemps sont ceux chez lesquels nous avons trouvé les lésions les plus légères (congestion simple sans rupture, sans nécroses cellulaires, ni foyers infectieux). Nos résultats diffèrent sur ce point de ceux de Charrin et Langlois et de Pettit, qui obtinrent des lésions plus marquées avec des infections atténuées. Ils concordent avec ce que Roger a constaté et ce que nous avons trouvé nous-mêmes pour l'infection pneumobacillaire, comme on le verra plus loin.

II. Dans l'infection pneumobacillaire. — A l'examen macroscopique l'augmentation de volume est beaucoup moins accusée que dans les cas de diphtérie. Le poids des capsules varie de 20 à 40 centigrammes, la capsule unique des animaux opérés atteignant, à très peu de chose près, le poids des deux glandes des animaux témoins.

Ces capsules ont une coloration rouge violacé, analogue à celle de tous les autres organes de l'animal infecté par le pneumobacille. Il n'y a pas d'hémorragies visibles à l'œil nu à la surface extérieure de la glande.

Microscopiquement, nous avons noté un minimum de lésions cellulaires et diapédétiques, mais des lésions hémorragiques très accusées, fait déjà signalé par Roger.

Dans l'un de nos cas, la glande était presque entièrement transformée en un lac hémorragique au milieu duquel flottaient des tractus cellulaires séparés par l'hémorragie des cloisons conjonctives qui leur servaient de base d'implantation.

Nous ferons remarquer que les lésions sont peu marquées chez les animaux résistants et que nous avons dû sacrifier ultérieurement, tandis qu'elles sont intenses, au contraire, chez les animaux qui sont morts rapidement (cobaye M ^{2} ; de l'expérience XXXIX).

III. DANS L'INTOXICATION TÉTANIQUE. — Nous avons trouvé des altérations moins accusées que celles produites par la diphtérie. Elles sont réduites à une légère congestion des zones réticulée et médullaire, congestion qui, dans un seul cas, allait jusqu'à l'hémorragie véritable. Quant aux lésions cellulaires, elles font généralement défaut ; une fois seulement nous avons noté des altérations peu marquées du protoplasma avec fonte des contours cellulaires et nécrose en îlots fort limités.

IV. DANS L'INFECTION CHARBONNEUSE. — Nous avons eu à signaler les particularités suivantes :

1° La présence du bacille charbonneux, abondamment répandu dans les capillaires, surtout dans les foyers hémorragiques et dans les régions où les cellules sont manifestement le plus altérées ;

2° La topographie et la disposition en îlots très limités des hémorragies qui, contrairement à ce que nous avons vu dans les cas précédents (diphtérie, pneumobacille), paraissent avoir une prédilection pour la zone glomérulaire, sans que pour cela la couche réticulée soit complètement indemne ;

3° L'existence de nombreuses cellules éosinophiles dans les vaisseaux et le sang épanché ;

4° L'écartement des trabécules de la glande par un tissu conjonctif très lâche dont les mailles paraissent gonflées, *œdémateuses.*

Cet œdème du tissu conjonctif nous paraît intéressant à rapprocher de l'œdème habituel à toutes les localisations charbonneuses cutanées.

Sur deux pièces même, on voit la zone réticulée presque entièrement occupée par une nappe œdémateuse où se voient seulement quelques rares éléments cellulaires, hématies en petit nombre, leucocytes polynucléaires et éosinophiles et quelques débris de cellules nobles.

De l'ensemble de ces faits, nous avons tiré les conclusions suivantes :

1° Les lésions des glandes surrénales sont constantes dans les infections expérimentales aiguës : diphtérie, charbon, pneumobacille ;

2° Elles se rencontrent à des degrés très variables avec la virulence plutôt qu'avec la nature de l'agent infectieux ;

3° Les lésions sont surtout congestives, puis hémorragiques, avec rupture capillaire. Quand la congestion existe seule, on peut se demander si elle n'est pas l'indice de la suractivité fonctionnelle de l'organe, plutôt que d'une lésion vraie.

Ces congestions sont constantes dans les quatre séries d'expériences ; elles se présentent au maximum dans la diphtérie et l'infection pneumobacillaire, mais sont moindres dans le tétanos et le charbon ;

4° Les lésions diapédétiques sont diffuses ou localisées. Presque toujours constituée par des polynucléaires qui font irruption hors des vaisseaux sanguins, la diapédèse ne produit pas de *nodules infectieux au sens propre du mot, mais des amas de cellules migratrices sans organisation.*

Ces foyers leucocytiques, peut-être, dans certains cas, ces abcès, nous ont paru surtout fréquents dans les infections aiguës de courte durée, plus rares dans les cas suraigus.

La diphtérie est encore de toutes les infections celle où on les rencontre le plus fréquemment. Ils sont rares dans le tétanos, la pneumobacillose et même le charbon ;

5° Le tissu conjonctif nous a paru, dans la plupart des cas, encombré de cellules migratrices polynucléaires. Dans le charbon seul, nous avons noté un véritable *œdème* écartant les mailles du tissu;

6° Les lésions cellulaires sont très fréquentes. Au maximum encore dans la diphtérie, elles sont rares dans les autres infections.

Elles portent rarement sur toutes les zones et cellules de la glande.

En général, elles sont limitées en foyers nécrotiques plus ou moins étendus et occupent la zone réticulée et fasciculée interne (zone des tubes radiés).

La couche glomérulaire est le plus souvent intacte. Elle est le plus souvent l'*ultimum moriens* de la glande.

II. — LÉSIONS DANS LES MALADIES INFECTIEUSES CHEZ L'HOMME

Dans un second travail nous avons avec Lœper cherché à retrouver en pathologie humaine des lésions analogues à celles que nous avaient permis de constater les infections expérimentales. Notre attention ayant tout d'abord été attirée sur la fréquence des altérations cadavériques de la capsule, nous avons étudié les relations qu'on peut établir entre l'existence à l'autopsie d'une cavité au centre de la glande et la nature de l'affection qui a déterminé la mort. Nous avons établi ainsi que la nécrose cavitaire s'observe surtout à la suite des maladies qui entraînent des congestions viscérales et au premier rang de ces maladies les infections et les intoxications aiguës. Dans les capsules congestionnées avant la mort, la substance centrale se détache par suite de la rupture de capillaires dilatés et fragiles et ainsi l'organe est prédisposé de façon toute particulière à la putréfaction cadavérique.

Cette très grande fréquence des altérations *post-mortem* a été dans nos recherches un obstacle sérieux à l'étude histo-

logique que nous voulions entreprendre, mais presque toujours nous avons trouvé, même dans les cas les plus défavo-
rables, à l'une ou à l'autre extrémité de la glande, une région
suffisamment respectée par le ramollissement pour permettre une étude complète des lésions dues à la maladie elle-
même. Nous avons donc examiné les capsules de 60 sujets
ayant succombé à la suite d'une des affections. suivantes :
diphtérie, variole, fièvre typhoïde, pneumonie, tétanos,
streptococcie.

I. Dans la diphtérie. — Observations I à XVI de notre
deuxième mémoire. — Nous avons observé des lésions diffé-
rentes suivant qu'il s'agissait de diphtérie pure ou de diphtérie associée. Dans la diphtérie pure, les lésions dominantes
sont, en effet, la nécrose cellulaire, le plus souvent en îlots et
l'hémorragie (congestion simple dans la plupart des cas et
hémorragie plus ou moins étendue dans 3 cas). Les capsules
non nécrosées présentent pour la plupart des altérations cellulaires (perte des contours cellulaires, dissociation des trabécules, état flou du protoplasma). Nous n'avons, en aucun
cas, constaté de nodules infectieux véritables ; fait à rapprocher des lésions que nous avons signalées dans la diphtérie
expérimentale. Dans les cas de diphtérie associée (streptococcique le plus souvent) et de diphtérie compliquée de broncho-pneumonie à côté des lésions cellulaires fréquentes,
nous avons trouvé deux fois des nodules infectieux constitués presque uniquement par des éléments à un seul noyau,
2 fois la diapédèse diffuse dans les espaces inter-trabéculaires et une fois un véritable abcès au centre même de la
glande.

En comparant ces altérations à celles de la diphtérie expérimentale, nous voyons que les lésions hémorragiques et
dégénératives sont, en tous points, superposables. Ici encore
il y aurait lieu de distinguer les divers degrés que nous avons

établis : congestion simple du centre de la glande; congestion étendue à la couche fasciculée; rupture des capillaires avec foyers hémorragiques plus ou moins étendus; et d'autre part pour les lésions dégénératives, « fonte des contours des trabécules corticaux, puis fonte des contours cellulaires eux-mêmes, perte des réactions colorantes de la cellule, dégénérescence vacuolaire, perte de coloration du noyau, enfin, nécrose cellulaire en îlots plus ou moins étendus. »

Mais la similitude cesse d'être absolue lorsque nous arrivons à l'étude des lésions diapédétiques; alors que dans la diphtérie expérimentale, il s'agissait de diapédèse diffuse et de foyers leucocytiques constitués par des polynucléaires, ici nous trouvons, quand il en existe, ce qui est rare, de véritables nodules infectieux organisés et dans lesquels l'élément prédominant est le lymphocyte; différence qui tient sans doute à la durée plus longue de l'évolution de la diphtérie humaine.

L'apparition de ces nodules, ainsi que la présence d'un abcès microscopique signalé dans une observation, nous a paru toujours sous la dépendance d'une infection secondaire. On n'observe pas de lésions de cet ordre dans la diphtérie toxique pure.

II. Dans la variole (obs. XVII à XXVI du même travail). — Nous avons constaté plusieurs variétés de lésions : congestion et hémorragie rares, nécrose cellulaire en îlots et surtout infiltration lymphocytique d'une plus ou moins grande partie de la glande. C'est ici que les nodules infectieux organisés sont le plus caractéristiques. Ils sont, la plupart, disposés dans le centre de la glande, au pourtour des veines dont les parois épaissies sont infiltrées d'éléments embryonnaires, de là ces éléments diffusent en traînées dans la zone réticulée et se perdent dans la zone fasciculée et glomérulaire. Ces nodules sont formés uniquement de lymphocytes, fait que WEIL a bien mis en lumière pour d'autres organes tels que le foie . Le triacide après fixation par le Flemming ou le sublimé ne nous a jamais fait voir de mononucléaires granuleux éosinophiles ou neutrophiles, peut-être parce que l'état de conservation de l'organe n'était pas parfait. Les polynucléaires y font presque toujours défaut. Par la thionine et le bleu polychrome on voit de temps à autre le protoplasma de quelques lymphocytes fortement teinté et l'élément prendre tout à fait l'aspect de plasmazellen.

Un autre point intéressant et que nous avons retrouvé dans la pneumonie, c'est l'épaississement du tissu cellulo-adipeux péricapsulaire dans tous les cas et quelquefois, non toujours, son infiltration par des lymphocytes. Dans presque toutes nos capsules de variole, nous avons noté des scléroses péricapsulaires, de véritables cirrhoses corticales et souvent de la fibrose centrale. Nous avons admis qu'il ne s'agissait pas ici d'une réaction due à l'infection en cours, mais bien d'une lésion ancienne, probablement déterminée par des infections ou des intoxications antérieures.

III. DANS LA PNEUMONIE ET LA BRONCHO-PNEUMONIE (obs. XXVII à L). Les lésions des glandes surrénales nous ont paru à peu près constantes.

Dans les cas les plus légers, nous trouvons notée de la congestion du centre de la glande. Cette congestion, le plus souvent considérable, se complique, dans le tiers de nos observations, d'hémorragies véritables, hémorragies qui se rapprochent beaucoup de celles décrites dans l'infection pneumo-bacillaire expérimentale. Une fois même la capsule était transformée en une véritable poche hémorragique.

La réaction leucocytique locale ne fait presque jamais défaut. Tantôt il s'agit de diapédèse diffuse dans le tissu conjonctif intertrabéculaire ; tantôt il y a formation d'ilots infectieux à mononucléaires et à lymphocytes siégeant surtout dans la zone réticulée et autour des grosses veines centrales ; celles-ci ont le plus souvent leurs parois épaissies et infiltrées de nombreux éléments migrateurs ; dans un cas, nous vîmes une thrombo-phlébite infectieuse des veines capsulaires ; enfin, dans quelques observations, on nota l'existence au centre de la glande de petits abcès microscopiques (amas de polynucléaires désintégrés).

Le tissu conjonctif réagit encore dans certains cas par une hypergenèse de ses éléments.

Quant aux lésions cellulaires, elles sont, en général, peu marquées ; nous avons relevé seulement dans deux cas un état particulièrement spongieux du protoplasma de presque toutes les cellules.

Enfin nous avons eu l'occasion d'étudier les particularités que présentent les glandes surrénales des nourrissons morts de bronchopneumonie. La diapédèse nous a paru dans ces cas très marquée, les polynucléaires abondent dans les espaces inter-trabéculaires et en certains points constituent de petits abcès microscopiques disposés indifféremment dans les couches médullaire et corticale.

IV. DANS LA FIÈVRE TYPHOÏDE. — Dans les trois cas dans lesquels nous avons pu examiner les glandes surrénales (observations LI à LIV), nous avons trouvé une fois une hémorragie du centre de la glande et deux fois, à côté de lésions cellulaires légères, la même infiltration leucocytique des parois veineuses et les mêmes ilots infectieux que ceux signalés dans la variole et la pneumonie. Il nous a donc semblé que la fièvre typhoïde entraînait au niveau des capsules les mêmes altérations que les maladies précédemment étudiées.

V. DANS LES AFFECTIONS STREPTOCOCCIQUES. — Dans divers cas d'érysipèle de la face, d'urticaire streptococcique, de pyopneumothorax, d' érysipèle du cordon chez un nouveau-né (observations LVI à LIX de notre second mémoire) nous avons retrouvé des hémorragies considérables pouvant aller jusqu'à la destruction complète de la glande, une diapédèse polynucléaire assez abondante dans ce cas et dans deux autres des nodules infectieux à lymphocytes ne différant pas de ceux que nous avons décrits précédemment pour la diphtérie associée(1).

De l'ensemble de cette étude sur les altérations des glandes surrénales au cours des maladies infectieuses, nous avions tiré les conclusions suivantes.

Les lésions du parenchyme glandulaire sont difficiles à étudier. L'emploi des réactifs spéciaux ne nous a pas, à ce point de vue, donné de meilleurs résultats que les procédés usuels.

La grande difficulté consiste à faire la part de l'altération cadavérique dont les premiers degrés peuvent être difficiles à distinguer des lésions acquises pendant la vie. Aussi est-ce surtout par la comparaison d'un très grand nombre de pièces entre elles qu'on peut arriver à établir l'habituelle intégrité ou l'atteinte seulement légère des éléments nobles de la glande dans la pneumonie, la variole, la fièvre typhoïde, intégrité relative qui contraste avec la fréquence des lésions corticales dans la diphtérie toxique.

Mais si les agents infectieux et toxiques de ces diverses maladies respectent souvent la cellule glandulaire, ils n'en parviennent pas moins à détruire partiellement la glande dans un grand nombre de cas par le processus de l'hémorragie. Les *raptus* sanguins, que nous avons signalés dans une forte proportion de nos observations, arrivent quelquefois à détruire par compression et par dilacération la presque totalité des

---

(1) Mattei (*Lo Sperimentale*, 1883, page 386) a trouvé à l'autopsie d'une femme morte d'infection purulente plusieurs infarctus sanguins et deux petits abcès métastatiques dans la capsule surrénale droite.

trabécules et la capsule se trouve ainsi réduite à une coque glomérulaire entourant un magma sanguin au milieu duquel nagent, détachées de leur base d'implantation, des cellules qui ont perdu toute vitalité. On comprend que dans des organes ainsi transformés la fonction est troublée tout autant que s'il y avait dégénérescence primitive des éléments glandulaires.

En dehors de ces lésions cellulaires et vasculaires, l'infection détermine d'une manière à peu près constante une réaction leucocytique locale au niveau des capsules surrénales. Cette réaction se manifeste tout d'abord par une diapédèse diffuse d'éléments polynucléaires sortis des vaisseaux sanguins ; mais cette diapédèse polynucléaire ne se rencontre que dans les lésions aiguës de la glande et constitue, à proprement parler, des abcès.

Les nodules infectieux vrais se rencontrent dans les infections prolongées : pneumonie, variole, fièvre typhoïde. Ils sont constitués par des lymphocytes, quelques plasmazellen, de rares mononucléaires et nous n'y avons jamais vu de mononucléaires granuleux.

Ces éléments ne varient pas avec l'affection en cause. Il n'y a pas à notre avis de formule leucocytique spéciale à chaque maladie infectieuse. C'est un mode de réaction commun à tous les processus subaigus.

Nous n'insisterons pas longuement sur la sclérose péricapsulaire corticale et centrale de la glande, qui, comme nous l'avons déjà dit plus haut, ne nous semble pas imputable uniquement à la maladie en cours. Au plus haut degré dans la variole et la pneumonie, elle est plutôt le reliquat d'une lésion antérieure (d'intoxications et infections répétées ou continues). Peut-être cette lésion chronique des glandes surrénales a-t-elle une certaine importance au point de vue de la résistance de l'organisme à l'infection.

III. — LÉSIONS DANS LES INTOXICATIONS EXPÉRIMENTALES AIGUES

En dernier lieu nous avons étudié avec Lœper les lésions des glandes surrénales dans quelques intoxications expérimentales aiguës ou subaiguës par des poisons minéraux : phosphore, arsenic, mercure.

Ces recherches ont porté sur 21 cobayes.

1° Arsenic. — Au cours de l'intoxication arsonicale, réalisée par l'injection sous-cutanée d'arséniate de potasse à la dose de 2 à 5 centigrammes, nous avons vu les cobayes mourir après un délai de 12 heures à 7 jours. Les lésions macroscopiques dans ces cas ne sont pas très accusées. Les glandes ne sont guère augmentées de volume et leur coloration ainsi que leur consistance ne sont pas modifiées. Cependant à ce point de vue nous devons établir une distinction entre les capsules des animaux qui n'avaient reçu que de l'arsenic et celles des cobayes auxquels nous avions injecté concurremment de l'extrait surrénal. Ces dernières étaient chez les animaux des expériences XIII et XIV (voir page 58) un peu plus volumineuses que normalement et d'une coloration rosée qui traduisait un léger degré de congestion.

L'examen microscopique nous a montré dans tous les cas une diapédèse polynucléaire assez marquée et quelques dilatations vasculaires au niveau des zones fasciculée et réticulée. Comme nous l'avons déjà signalé pour les lésions infectieuses, la couche gloméraulaire est ici presque toujours respectée. Quant aux lésions cellulaires, elles nous ont paru constantes et fort analogues à celles que nous avons décrites dans les infections expérimentales : même dissociation des cordons surrénaux, même fonte des contours cellulaires; même état trouble du protoplasma; enfin le noyau est d'autant plus altéré et se colore d'autant moins énergiquement que la survie a été de plus longue durée.

Nous devons signaler en terminant ce qui a trait à l'into-xication arsenicale, l'abondance du pigment dans la zone réticulée et dans la partie interne de la zone fasciculée.

2° MERCURE. — Pour l'étude des lésions produites par le mercure, nous avons employé le sublimé à la dose de 7 milligrammes en dilution au cent cinquantième : les injections ont été pratiquées dans la cavité péritonéale. La mort est toujours survenue très rapidement (12 à 15 heures). Les altérations macroscopiques ici non plus ne sont pas très accu-sées. Au microscope, la lésion dominante est l'hémorragie en foyer au niveau de la zone fasciculée. Les phénomènes diapédétiques sont relativement peu accentués; en somme les altérations rappellent, mais à un moindre degré, sans doute, en raison du peu de durée de la survie, celles qui caractérisent l'empoisonnement par l'arsenic.

3° PHOSPHORE. — Pour le phosphore, nous avons cherché à réaliser des intoxications de durée variable : suraiguës, aiguës et subaiguës.

La dose de phosphore a varié d'un milligramme à un centigramme. L'injection a été faite tantôt par voie sous-cutanée, tantôt par voie intrapéritonéale; sur quelques animaux nous avons répété à intervalles plus ou moins rapprochés des injections à très faible dose.

Le phosphore détermine au niveau des capsules surrénales des lésions macroscopiques plus facilement appréciables que les poisons précédemment étudiés. Dans la majorité des cas, les capsules sont notablement augmentées de volume. Leur surface extérieure, habituellement jaune comme à l'état normal, est quelquefois rouge ou violacée. A la coupe, on constate dans la majorité des cas que le centre de la glande est plus ou moins ramolli; souvent on voit à ce niveau une sorte de magma noirâtre entouré d'une mince bordure de substance corticale intacte. Comme nous l'avons fait observer précédemment, nous avons trouvé ces altérations macroscopiques très accusées surtout chez les animaux qui avaient reçu en même temps que le phosphore une injection d'extrait capsulaire; sans doute, la congestion déterminée au niveau des surrénales par l'action de l'extrait favorise la production des lésions plus graves qui sont sous la dépendance de l'intoxication phosphorée.

L'examen histologique nous a donné des résultats variables suivant la durée de la survie. Dans les cas suraigus, dans lesquels la mort est survenue dans un délai de 8 à 16 heures, les vaisseaux sanguins sont gorgés de leucocytes polynucléaires et d'un nombre relativement faible d'hématies. Nous n'avons pas constaté d'hémorragie véritable. Les trabécules surrénaux, encore nettement dessinés, forment une sorte de ruban protoplasmique continu, où seuls les noyaux irrégulièrement disposés marquent l'emplacement respectif des cellules dont la membrane d'enveloppe est éclatée.

Dans les cas aigus (16 heures à 3 jours), les hémorragies sont souvent très accentuées. Tantôt le sang est infiltré dans tous les espaces intertrabéculaires et comprime plus ou moins les cordons; tantôt, au contraire, il y a des foyers hémorragiques étendus, situés de préférence en pleine couche fasciculée et empiétant plus ou moins sur la réticulée. Leur existence entraîne la destruction des trabécules dont les cellules dissociées nagent dans le sang.

D'ailleurs, dans les points où il n'existe pas d'hémorragie, on constate des modifications du protoplasma plus accentuées que dans tous les cas précédemment envisagés, mais que nous allons retrouver au maximum dans les intoxications subaiguës.

Dans ces derniers cas (survie moyenne de 3 à 6 jours), on

retrouve des hémorragies, surtout en placards ; et on constate quelquefois dans la couche médullaire des amas de lymphocytes tout à fait identiques aux nodules infectieux que nous avons trouvés dans les cas d'infections expérimentales ou humaines.

Quant aux lésions cellulaires, elles portent sur le protoplasma et sur le noyau. Le protoplasma est diffluent et trouble ; il prend mal les réactifs colorants ; il est impossible d'y déceler les grains ou filaments basiques que l'on rencontre dans les cellules surrénales normales. Le noyau nous a paru moins riche en chromatine qu'à l'état normal. La thionine le colore dans ces cas d'une façon uniforme et pâle ; souvent même il est presque complètement effacé.

Dans tous les cas d'intoxication phosphorée, nous avons recherché, après fixation par l'acide osmique et le Flemming, si la cellule surrénale à l'égal de la cellule sécrétante du rein et surtout de la cellule hépatique présentait une dégénérescence graisseuse accentuée. Nous nous sommes heurté ici à quelques difficultés tenant à ce qu'à l'état normal, chez tous les animaux et surtout chez le cobaye, on trouve de fines granulations colorables en noir par l'acide osmique, régulièrement réparties dans le protoplasma des cellules de la couche corticale à l'exception de la zone réticulée. Pourtant, chez les cobayes intoxiqués par le phosphore, il est possible de reconnaître des granulations, plus volumineuses, moins régulières et inégalement réparties ; et il ne nous paraît pas douteux, étant donné l'état de désintégration des cellules décelable par d'autres réactifs qu'il s'agisse ici de stéatose pathologique. Nous devons ajouter que, très peu marquée dans l'intoxication suraiguë, cette stéatose est à son maximum dans l'intoxication subaiguë.

Les lésions expérimentales produites par le phosphore sont donc constantes et très accusées, du moins dans les cas aigus et subaigus. Nous pensons qu'il doit en être de même dans l'intoxication phosphorée chez l'homme. Malheureusement, dans le seul cas d'ictère grave probablement phosphoré que nous ayons eu l'occasion d'observer récemment, les deux capsules étaient complètement cavitaires et cet état cavitaire, qu'on peut, d'ailleurs, comme nous l'avons dit précédemment, attribuer en grande partie à l'altération pathologique antérieure, rendait impossible tout examen histologique.

CHAPITRE VII

La symptomatologie des lésions surrénales.

Dans les chapitres précédents, l'anatomie pathologique nous a montré la constance des lésions surrénales au cours des maladies infectieuses aiguës et l'expérimentation nous a appris que l'intégrité des capsules était nécessaire pour permettre à l'organisme de lutter efficacement contre les infections et les intoxications. Il convient maintenant de demander à la clinique un dernier élément de démonstration en cherchant la solution de ce double problème :

1.º Existe-t-il au cours ou à la suite des maladies infectieuses des symptômes susceptibles de révéler l'altération des capsules surrénales;

2º Les sujets atteints d'une affection chronique, destructive des capsules surrénales, affection antérieurement diagnostiquée ou restée latente réagissent-ils de façon spéciale aux infections ou aux intoxications aiguës ?

Mais au moment d'aborder l'étude de ces deux questions, nous nous heurtons à une première difficulté, qui résulte de l'ignorance relative où nous sommes encore au sujet de la symptomatologie des lésions capsulaires. Il est facile en clinique de reconnaître chez un sujet atteint de fièvre typhoïde ou de pneumonie les complications qu'entraîne l'altération anatomique du foie et du rein parce que les signes par lesquels se traduit cette altération sont nombreux et bien connus. Il est facile de même chez un cirrhotique ou un brightique de constater l'évolution anormale de telle ou telle infection intercurrente et d'établir la part qui revient dans les phénomènes observés à la maladie ancienne et celle qui appartient à l'infection. Pour les lésions capsulaires, il en va autrement. Leur symptomatologie est encore fort obscure et il nous faut, avant d'aller plus loin, passer en revue les signes qu'on peut avec plus ou moins de certitude rattacher à leur existence. Il nous faut, en d'autres termes, rechercher quels sont les éléments de ce qu'on pourrait appeler, un peu trop pompeusement peut-être, la séméiologie des glandes surrénales.

C'est avec les travaux d'ADDISON (151) que commence l'histoire clinique de la pathologie capsulaire. Sans entrer dans de longs aperçus historiques, nous dirons seulement que, pendant les années qui suivirent ses premières publications, et grâce aux travaux confirmatifs d'HUTCHINSON, de BURROW, de GULL, de THOMSON, de TROUSSEAU, de FÉRÉOL, de BESNIER, de MALHERBE, travaux dont on trouvera le résumé dans la thèse de MARTINEAU (152), qui parut en 1864, on admit l'existence d'un syndrome traduisant exclusivement une lésion des capsules.

Ce syndrome était caractérisé par l'apparition de troubles gastro-intestinaux, de douleurs abdominales et lombaires, d'une pigmentation spéciale de la peau et des muqueuses, enfin, d'un état d'asthénie progressive se terminant plus ou moins rapidement par la mort. Mais si ce complexus symptomatique correspond encore aujourd'hui à la description classique de la maladie d'Addison, on ne tarda pas à émettre des doutes sur l'origine des accidents. S'appuyant sur l'existence d'un certain nombre de cas de maladie bronzée sans lésions

surrénales et sur des autopsies, où furent trouvées des altérations capsulaires sans que les malades eussent présenté
aucun accident addisonnien, un grand nombre d'auteurs
parmi lesquels nous citerons Martineau (152), Mattei (153),
Jaccoud (154), Lancereaux (155), Alezais et Arnaud (156),
Raymond (157), Brault (158 et 159), von Kahlden (160), Guay (161)
admirent que la cause efficiente de tous les troubles observés
était une lésion du sympathique abdominal, soit primitive,
soit secondaire à une tuberculose des capsules. Ainsi la
séméiologie surrénale cessait d'exister. Mais, depuis dix ans,
sous l'impulsion des travaux physiologiques de Langlois et
de ses collaborateurs une réaction se fit et s'il n'y a plus
aujourd'hui de partisans de la théorie exclusivement capsulaire de la maladie d'Addison, plusieurs médecins, Chauffard (162) en particulier, ont essayé de mettre en relief ceux
des symptômes de l'affection qui paraissent bien relever d'une
altération des glandes surrénales. De même, dans leurs travaux les plus récents, Arnaud (148) et Brault (163) paraissent partisans d'une théorie éclectique : « Les troubles
paraissent résulter à la fois des lésions du sympathique abdominal et des altérations des capsules dont les fonctions
seraient abolies (1). »

Il ne nous paraît pas douteux, quant à nous, que cette
façon d'envisager les faits soit la plus rationnelle. Il est certain en effet que la pigmentation addisonnienne n'a jamais
pu être reproduite de façon évidente par la destruction expérimentale des capsules. Sans revenir sur les expériences de
Boinet, dont nous avons déjà exposé le résultat dans une
autre partie de ce travail, signalons les recherches récentes de
de Vecchi (164) qui, par injection directe de culture tuberculeuse dans les capsules de lapin, a pu obtenir l'asthénie, l'a-

---

(1) Brault, Traité de médecine Charcot-Bouchard-Brissaud, 2º édition,
tome V, 1902.

battement, l'amaigrissement, la diarrhée, mais n'a jamais vu
de pigmentation. Les travaux de Raymond (157), de Brault
(159 et 163) d'Ehrmann (165) ont établi de façon irréfutable
que le pigment addisonnien est un pigment d'élaboration protoplasmique beaucoup plus abondant qu'à l'état normal, mais
n'ayant aucun rapport avec les pigments consécutifs à la destruction des globules sanguins et ne présentant pas, comme
ces derniers, la réaction ferrugineuse.

On doit donc rejeter absolument la vieille théorie de Brown-
Séquard, qui pensait que les capsules malades donnaient
naissance au pigment par destruction anormale des globules
sanguins, théorie en faveur de laquelle Pilliet avait entrepris les expériences que nous avons relatées plus haut. Il
faut admettre que seule l'altération du sympathique peut agir
en troublant le fonctionnement des chromatoblastes. Mais tout
porte à penser que, dans la majorité des cas de maladie d'Addison cette altération du sympathique abdominal est sous la
dépendance indirecte d'une lésion capsulaire, que celle-ci
agisse par compression ou inflammation de voisinage des
ganglions nerveux péricapsulaires ou qu'elle emprunte le mécanisme plus complexe des altérations toxiques du système
nerveux consécutives à sa production (Ettlinger et Nageotte,
de Vecchi).

Nous croyons de même que les douleurs abdominales, si
fréquentes dans la maladie d'Addison, ne peuvent guère s'expliquer que par l'altération ou la compression des fibres nerveuses péricapsulaires. Elles relèveraient ainsi d'une véritable périsurrénalite de même que les douleurs observées dans
la plupart des affections du foie tiennent à l'inflammation de
l'enveloppe de cette glande et à l'irritation des filets nerveux qui s'y trouvent contenus.

Les autres signes, au contraire : asthénie, diminution de
résistance à la fatigue, troubles gastro-intestinaux, diarrhées

profuses, vomissements, anorexie, sueurs froides, hypothermie, etc., ressemblent trop aux phénomènes qu'entraîne la
décapsulation expérimentale, pour qu'il nous paraisse possible de les expliquer autrement que par la suppression des
fonctions surrénales. « Ils sentent l'intoxication, » suivant
l'expression de CHAUFFARD.

Ainsi les symptômes de la maladie d'Addison se scindent
en deux groupes :

Les uns sont superposables aux phénomènes que produit
la décapsulation expérimentale et constituent les manifestations cliniques de l'intoxication addisonnienne, c'est-à-dire de
la suppression de la sécrétion antitoxique des capsules.

Les autres, douleurs abdominales et pigmentation, relèvent
d'une altération du sympathique. Des faits indéniables établissent que cette altération peut exister en dehors de toute
lésion surrénale, mais, dans la grande majorité des cas, il y a
coexistence des lésions surrénales et sympathiques, les
secondes étant sans doute sous la dépendance des premières.

Nous ne nous sommes occupés jusqu'ici que des formes
chroniques de la maladie. Il convient maintenant d'envisager
les épisodes aigus qui peuvent en interrompre la marche ou,
dans certains cas, manifester brusquement avant tout autre
phénomène l'existence d'une altération surrénale jusqu'alors
inaperçue. On connaît depuis longtemps l'existence d'accidents terminaux aigus au cours de la maladie d'Addison. Addison lui-même, puis MARTINEAU, avaient relaté des cas de mort
subite. IHLER (166), dans un travail paru en 1896, en avait
réuni plusieurs observations. En 1897, EBSTEIN (167) signala
la fréquence des accidents aigus pseudo-péritonitiques comme
terminaison de la maladie d'Addison. Mais c'est surtout à
SERGENT et L. BERNARD (168) que nous devons une étude
approfondie des accidents aigus primitifs de l'insuffisance
surrénale. Pour ces auteurs, parmi les signes de la maladie

d'Addison, quelques-uns seulement relèvent de la suppression des fonctions surrénales, et ce sont ces signes qui, se produisant seuls lorsque la destruction des capsules existe seule, c'est-à-dire indépendamment de toute lésion nerveuse, se traduisent par un syndrome clinique particulier différent de la maladie d'Addison et susceptible de se montrer sous trois formes principales suivant qu'il est foudroyant (mort subite), aigu (auto-intoxication rapide) ou subaigu (auto-intoxication lente). A l'appui de cette thèse, ils relatent tout d'abord quelques observations de sujets morts subitement chez lesquels l'autopsie seule permit de découvrir des lésions surrénales qui n'avaient pas été diagnostiquées pendant la vie; puis des observations, dont une personnelle, dans laquelle il s'agit d'accidents aigus simulant tantôt un empoisonnement, tantôt un embarras gastrique, tantôt le choléra, tantôt une septicémie et dont les caractères principaux sont les douleurs lombaires et abdominales, l'anorexie, les vomissements, la diarrhée, l'abattement et la prostration avec hypothermie, petitesse du pouls et tendance au collapsus, ou l'agitation avec délire et fièvre, la durée totale de la maladie ne dépassant pas en général trois à six jours et la terminaison se faisant presque toujours par mort subite; enfin des observations d'accidents subaigus répondant à ce que M. le professeur Dieulafoy (169) et Bressy (170) ont décrit comme formes frustes sans mélanodermie de la maladie d'Addison, mais avec cette différence que les symptômes (asthénie, douleurs, troubles gastro-intestinaux) évoluent ici rapidement et aboutissent à la mort en quelques semaines.

Nous verrons plus loin de quelles objections sont passibles certaines des conclusions que Sergent et L. Bernard ont tirées de la constatation de ces faits. Pour l'instant, nous plaçant au point de vue purement clinique, nous n'avons qu'à enregistrer l'existence d'un syndrôme d'insuffisance aiguë des glandes surrénales. Ce syndrôme est constitué par des éléments (anorexie, vomissements, diarrhée, abattement et prostration, hypothermie, petitesse du pouls et tendance au collapsus), qui ressemblent de tous points aux symptômes *capsulaires* de la maladie d'Addison. Ils n'en diffèrent, à notre avis, que par leur intensité plus grande et la rapidité de leur évolution. Quant aux douleurs violentes signalées dans beaucoup d'observations, il nous paraît bien difficile de les expliquer par la seule intoxication et il nous semble qu'ici, comme dans les cas chroniques, il faut les rattacher à l'altération (dynamique ou anatomique) des plexus nerveux péricapsulaires.

Existe-t-il encore d'autres signes des lésions surrénales? Certes oui. Dans les cancers, dans les grands hématomes, tels qu'en ont observé LECOMTE (171) et FLOERSHEIM et OUVRY (172), dans certains cas de tuberculose comme celui qu'observa JONAS (173), la glande, considérablement augmentée de volume, forme une grosse tumeur abdominale occupant le flanc ou l'hypocondre. ARNAUD (148), dans son travail sur les hémorragies surrénales, attire l'attention sur ce point et signale les difficultés du diagnostic de ces tumeurs abdominales qu'on peut rattacher à des lésions du foie, des reins ou de l'intestin. D'autre part, la rupture intrapéritonéale de ces hématomes surrénaux produit des accidents dont la symptomatologie tient à la fois de celle des hémorragies internes et de celle des péritonites aiguës par perforation.

Enfin, dans un cas de suppuration des capsules, on nota de l'œdème du tronc et de la partie inférieure de la cage thoracique (JANOWSKI, 174).

A ces divers symptômes de lésions surrénales aiguës ou chroniques que nous venons de passer en revue, il nous faut encore en ajouter un qu'ont retrouvé tous ceux qui ont pris soin de le chercher sur leurs malades, l'hypotension artérielle.

Cette hypotension, que décèle le sphygmomanomètre et qui coïncide souvent, surtout dans les cas aigus, avec une forte tachycardie s'explique facilement par la suppression du rôle de régulation de la pression sanguine que possède la glande surrénale normale.

En dernier lieu, les lésions surrénales peuvent rester latentes pendant toute leur évolution et se révéler brusquement par la mort subite. Cette terminaison, assez fréquente, peut s'expliquer ou bien par la suppression brusque des fonctions surrénales jusqu'alors assurées par quelques trabécules glandulaires encore intacts et qui disparaissent lorsque ces derniers trabécules sont à leur tour détruits (SERGENT et BERNARD), ou bien, ce qui nous paraît beaucoup plus vraisemblable (car nous avons peine à admettre cet arrêt quasi instantané des fonctions glandulaires), par une action indirecte, extension ou retentissement de la lésion capsulaire sur les nerfs et les ganglions du plexus solaire et de l'enveloppe des capsules. « Qu'il s'agisse d'actes réflexes sur le système nerveux central ou de phénomènes inhibitoires, la physiologie et la pathologie nous ont depuis longtemps appris à connaître la soudaineté et la gravité des accidents provoqués par toute action traumatique exercée sur le sympathique abdominal. Les convulsions de l'helminthiase, le péritonisme, l'état de collapsus qui accompagnent si souvent les contusions de l'abdomen sont des faits bien connus » (ARNAUD).

Nous sommes maintenant en état de dresser le bilan des symptômes qu'on peut observer dans les altérations aiguës ou chroniques des glandes surrénales, et il nous paraît rationnel de les classer comme suit :

I. SYMPTÔMES PHYSIQUES

> Traduisant l'existence d'une augmentation considérable du volume des capsules surrénales; tumeur de l'hypocondre ou du flanc.

II. SYMPTÔMES FONCTIONNELS OU SYMPTÔMES D'INSUFFISANCE SURRÉNALE..

> 1°) Traduisant la perturbation de la fonction régulatrice du tonus vasculaire; hypotension artérielle; modifications dans les caractères du pouls; tachycardie.
>
> 2°) Traduisant la suppression des fonctions antitoxiques de la glande.
>
> Symptômes d'intoxication ou d'insuffisance surrénale. { aiguë. subaiguë. chronique.
>
> a) Troubles gastro-intestinaux: vomissements, diarrhées profuses, anorexie.
>
> b) Dépression physique et morale; asthénie; abattement; prostration; coma; beaucoup plus rarement et seulement dans les cas aigus : excitation, délire, convulsions.
>
> c) Anémie : hypoglobulie.
>
> d) Collapsus cardiaque; syncopes; hypothermie.

III. SYMPTÔMES INDIRECTS

> Liés à la propagation des lésions glandulaires aux plexus nerveux voisins.
>
> 1°) Douleurs abdominales et lombaires.
>
> 2°) Mélanodermie.

IV. MORT SUBITE.

La maladie d'Addison est caractérisée, dans ses formes franches, par la réunion des symptômes indirects nerveux et des symptômes d'insuffisance surrénale chronique ou subaiguë, et, dans ses formes frustes, par l'apparition des symptômes isolés de l'une ou de l'autre catégorie. Les signes indirects peuvent d'ailleurs exister en dehors de toute altération capsulaire, le sympathique ayant été lésé par un autre mécanisme ; mais la destruction des capsules surrénales reste de beaucoup la condition pathogénique la plus fréquente de leur développement et toutes les fois qu'on les constatera, on devra songer à une lésion de ces organes. D'autre part la constatation des signes isolés de l'insuffisance capsulaire aiguë ou chronique ne devra faire porter le diagnostic de maladie d'Addison qu'autant qu'on considérera ce terme comme synonyme de lésion capsulaire. Aussi, pour éviter tout malentendu, il nous semble préférable de réserver cette dénomination, ainsi que l'ont proposé SERGENT et BERNARD, aux cas où le syndrome décrit par ADDISON existe dans toute sa pureté et de tenter d'établir en dehors d'elle un ou plusieurs chapitres de pathologie surrénale. Il y aura lieu ainsi d'étudier les hémorragies, les tumeurs, les dégénérescences diverses de ces organes de même que les surrénalites infectieuses aiguës ou chroniques, et d'envisager dans chaque cas les symptômes propres à chacune de ces affections.

Telle est, selon nous, la façon dont il convient à l'heure actuelle de comprendre la séméiologie des capsules surrénales.

Maintenant que nous sommes en possession de ces données cliniques fondamentales, nous pouvons reprendre notre étude spéciale et chercher à résoudre les deux questions qui se posaient au début de ce chapitre.

CHAPITRE VIII

Les symptômes surrénaux au cours ou à la suite des maladies infectieuses.

I. — Dans la symptomatologie des maladies infectieuses banales, même de celles qui, comme la diphtérie ou la pneumonie, entraînent de façon constante de graves lésions surrénales, il est bien difficile de reconnaître des signes en rapport avec l'existence de ces lésions. Il n'est pas impossible que l'hypotension artérielle présentée par beaucoup de malades soit due à la perturbation de la sécrétion surrénale, mais rien ne le prouve. De même l'abattement, la prostration de certains patients sont dus évidemment à une intoxication du système nerveux et on peut supposer que, parmi les toxines qui les produisent, certaines eussent été détruites par des surrénales fonctionnant normalement et qu'ainsi l'altération capsulaire n'est pas étrangère à la production des phénomènes morbides. Mais ceci n'est qu'une hypothèse et n'a que la valeur d'un raisonnement par analogie ; il est impossible à l'heure actuelle d'en donner une démonstration scientifique.

Peut-on, d'autre part, dans les cas où l'infection s'est terminée par la mort, dire que la destruction plus ou moins complète des capsules a contribué à produire ce dénouement fatal ? Ici, il semble bien qu'on puisse répondre par l'affirmative. Du moins, s'il est permis d'éclairer par l'expérimentation un problème que la clinique seule devrait résoudre, la solution

n'est pas douteuse. La suppression des fonctions glandulaires, provoquée par les lésions que nous avons décrites,
prive l'organisme d'un de ses moyens de résistance, ce qui
aggrave fatalement l'infection. Mais ici encore la démonstration clinique fait défaut. Parmi les symptômes terminaux d'une fièvre typhoïde ou d'une pneumonie, comment
établir que tel ou tel résulte de l'insuffisance surrénale
puisque celle-ci a simplement pour effet de laisser sans les
modifier les poisons typhiques ou pneumococciques ou ceux
que l'organisme fabrique au cours d'une infection, alors qu'en
temps ordinaire elle peut en détruire ou en neutraliser une
partie.

II. — Dans le même ordre d'idées, une autre question
vient se poser. Les infections qui déterminent des lésions
surrénales peuvent-elles, lorsqu'elles guérissent, laisser der-
rière elles un complexus symptomatique qu'on puisse rattacher
à l'altération capsulaire, de même qu'une scarlatine par
exemple, laisse après sa guérison tous les symptômes d'une
néphrite subaiguë ou chronique? A notre connaissance, il
n'existe guère qu'une observation dans laquelle des symptômes
surrénaux se soient montrés pendant la convalescence d'une
maladie infectieuse aiguë, la fièvre typhoïde. Encore con-
vient-il de dire que, l'autopsie n'ayant pas été pratiquée, rien
ne permet d'affirmer qu'il ne s'agissait pas d'une maladie
d'Addison banale, déterminée non pas par une surrénalite
infectieuse subaiguë, mais par les lésions habituelles de la
tuberculose capsulaire. Quoi qu'il en soit, l'observation est
intéressante et nous croyons utile de la rapporter ici.

OBSERVATION I (*résumée*). — **Maladie d'Addison à la suite
d'une fièvre typhoïde.**

(EVANS (175), Addison's disease following enteric fever.—
Lancet, 1900, 19 juin, p. 1655).

Il s'agit d'une jeune fille de 17 ans, malade depuis 20 jours, lorsqu'elle fut vue pour la première fois, le 26 février 1900 ; elle accusait des douleurs abdominales ; la température était de 39°4.

Deux ou trois jours après, le diagnostic de fièvre typhoïde est évident. Il y a de la diarrhée, des taches rosées, la fièvre oscille entre 38°5 et 39°5. A la fin du troisième septénaire, le 10 mars, la température revient à la normale et la malade est en voie de guérison.

La convalescence paraît devoir être régulière, lorsque, 8 à 10 jours après la chute de la fièvre, se produisent des vomissements verdâtres, abondants, répétés plusieurs fois par jour. Quelques jours après, en examinant la malade, on découvre au niveau de la région sous-ombilicale une tache brunâtre, pigmentée. En peu de jours cette pigmentation s'étend, gagne l'ombilic, tandis que des taches semblables apparaissent au niveau des régions axillaires et des seins. Il n'y a rien au niveau de la muqueuse buccale.

A partir de ce moment, la malade va en s'affaiblissant, elle maigrit rapidement, elle accuse une anorexie absolue, de la diarrhée et de la persistance des vomissements. Des taches purpuriques se montrent sur la poitrine et l'abdomen ; l'asthénie devient de plus en plus forte et la malade succombe le 19 mai, trois mois après le début de sa fièvre typhoïde et deux mois après l'apparition des accidents addisonniens. A aucun moment, on ne constata le moindre signe de tuberculose pulmonaire.

L'autopsie n'a pas été pratiquée.

Malgré l'absence d'autopsie, Evans n'hésite pas à affirmer le diagnostic de maladie d'Addison et il semble bien, en effet, d'après la description des symptômes présentés par sa malade, qu'il s'agit ici d'accidents liés à l'altération des glandes surrénales. Mais quelle fut la nature de cette altération ? En l'absence d'autopsie, s'il est permis de songer à la production dans ce cas d'une surrénalite infectieuse ayant détruit par un processus d'hémorragie, de suppuration ou de dégénérescence cellulaire la majéure partie d'une ou des deux capsules, rien ne permet d'affirmer le bien fondé de cette hypothèse et il se peut fort bien, comme le pense Evans, qu'il n'y ait eu ici qu'un cas banal de tuberculose surrénale précipité dans sa marche du fait de la débilitation qu'entraîna la fièvre typhoïde antérieure.

Cette interprétation nous paraît d'autant plus rationnelle que, dans un cas fort analogue, où l'apparition des phénomènes addisonniens survenue quelques mois après la guérison d'une attaque de purpura hémorragique avait fait poser le diagnostic d'hématome surrénal d'origine infectieuse, l'autopsie permit à VOLLBRACHT (176), qui rapporte cette observation, de constater l'existence d'une tuberculose caséeuse des deux glandes surrénales.

OBSERVATION II (*résumée*). — **Un cas de maladie d'Addison consécutive à une attaque de purpura hémorragique.**

VOLLBRACHT, (*Wiener klinische Wochenschrift*, 13 juillet 1899, n° 28)

Jeune fille de 15 ans, entrée à l'hôpital le 2 juillet 1896. Rien de spécial dans les antécédents. Depuis trois semaines, douleurs abdominales, céphalalgie, fatigue. Il y a une semaine, apparition de taches rouges à la partie interne de la jambe. Ces taches augmentèrent de nombre et d'étendue pendant les jours suivants.

Examen le 3 juillet. Douleurs au niveau des os du membre inférieur, taches purpuriques de volume variable sur les jambes, les cuisses, les avant-bras.

Cœur, poumons, foie normaux. Rate volumineuse. Pas de fièvre, urines rouges, acides, contenant de l'albumine et des cylindres.

Les jours suivants, les phénomènes vont en s'amendant et la malade quitte l'hôpital le 8 août 1896 avec le diagnostic de purpura avec glomérulo-néphrite hémorragique.

Le 28 juin 1897, elle entre à nouveau, en racontant que depuis cinq semaines elle souffre de vomissements, d'anorexie, de faiblesse générale ; elle a maigri et sa peau a pris une coloration bronzée au niveau des mains, des épaules et du visage; il y a également des taches brunes sur la muqueuse buccale.

L'auscultation des poumons ne dénote aucune lésion. Les urines renferment un peu d'albumine. On soumet la malade à un traitement opothérapique surrénal et elle quitte le service le 29 juillet 1897 très améliorée. Le diagnostic porté à ce moment fut celui de maladie d'Addison aiguë causée vraisemblablement par un hématome des glandes surrénales.

Mais le 12 septembre de la même année, la malade est ramenée une troisième fois à l'hôpital dans le coma à peu près complet et elle ne tarde pas à mourir.

L'*autopsie* montre, avec de légères lésions des ganglions trachéobronchiques indiquant une lésion tuberculeuse ancienne, l'existence d'une caséification des deux capsules surrénales qui ne présentent plus que quelques points où la substance corticale est encore intacte.

Il n'est pas douteux qu'ici l'infection qui a déterminé l'apparition d'un purpura n'a pas été la cause des accidents addisonniens consécutifs, comme l'avait pensé tout d'abord VOLLBRACHT et ce nous est une raison de plus pour n'accepter qu'avec de fortes réserves l'hypothèse qui ferait du complexus symptomatique observé par EVANS chez la première malade, la conséquence de lésions surrénales provoquées par la dothiénentérie.

III. — Si les faits que nous venons de rapporter ne nous permettent pas jusqu'ici d'attribuer aux lésions surrénales un rôle important dans la production des symptômes des maladies infectieuses classées et bien connues, il semble pourtant, d'après un certain nombre d'observations, qu'il existe tout au moins une affection infectieuse aiguë dont la nature est encore mal connue, mais qui est caractérisée anatomiquement par l'existence constante de lésions surrénales et cliniquement par la réunion de symptômes qui rappellent de tous points ceux de l'insuffisance capsulaire aiguë. Ces observations ont été relatées tout récemment en 1900 et 1901 par des médecins anglais TALBOT (177) et BLAKER et BAILEY (178).

Nous devons, tout d'abord, les rapporter et nous verrons

ensuite quelle valeur il convient de leur attribuer et quelles conclusions on peut déduire de leur étude.

OBSERVATION III.

TALBOT (*Saint-Barthelemy's Hospital. Reports,* vol. 36, 1900, p. 207.)

Enfant de cinq mois bien constitué et en très bonne santé jusqu'alors. L'enfant est apporté à la consultation douze heures après l'apparition des accidents suivants : douleurs abdominales, vomissements, refus de prendre le sein ; convulsions, fièvre (température 38°3). — On ne constate rien à l'auscultation des poumons. Malgré l'absence de toute éruption, on songe à un début de fièvre éruptive. L'enfant n'est pas hospitalisé ; mais quelques heures après sa mère le rapporte mourant et raconte que depuis le matin il a eu à plusieurs reprises de violentes convulsions. Il meurt presque aussitôt.

A l'autopsie, on trouve, comme unique lésion, des capsules surrénales volumineuses et de coloration pourpre. A la coupe, les glandes sont pleines de sang ; l'hémorragie occupe la couche corticale et la couche médullaire ; elle est plus abondante dans la capsule droite que dans la gauche dont une petite partie est intacte.

Au microscope, le stroma glandulaire est conservé. La plupart des cellules sont détruites et leur place occupée par l'épanchement sanguin. Des cultures faites avec le sang et la pulpe des organes restent négatives.

OBSERVATION IV.

TALBOT (*id.*).

Petite fille de cinq mois et demi, apportée à l'hôpital dans les mêmes conditions. Elle a été prise, quelques heures auparavant, de vomissements, de douleurs abdominales, de convulsions, de fièvre (température 38° à 38°5).

Admise à l'hôpital, l'enfant ne tarde pas à présenter une série de nouvelles convulsions et meurt 24 heures après le début des accidents.

A l'autopsie, aucune lésion si ce n'est la destruction des deux glandes surrénales par une volumineuse hémorragie. Les lésions microscopiques sont identiques à celles qu'on observa dans le cas précédent.

L'ensemencement de sang et de la pulpe des capsules surrénales donna des cultures ayant les caractères du streptocoque pyogène.

OBSERVATION V. — **Syndrome infectieux avec hémorragie des capsules surrénales chez le nourrisson.**

BLAKER et BAILEY, *British medical Journal*, 13 juillet 1901.

Garçon de onze mois entré à l'hôpital le 4 février 1901. D'une constitution vigoureuse, cet enfant a toujours été bien portant jusqu'à la veille de ce jour. Dans la nuit il a été agité, a vomi à deux reprises, a eu de la diarrhée et le matin sa mère a constaté la présence sur son dos de deux taches noirâtres.

Lorsqu'on l'apporte à l'hôpital, il est mourant. La respiration est rapide et superficielle; le pouls petit et précipité ; la face et les lèvres cyanosées ; les extrémités froides, mais le reste du corps brûlant. La peau est couverte de taches purpuriques, de forme irrégulière et de dimensions variables. Ces taches sont surtout nombreuses et volumineuses au niveau du dos où elles forment de larges ecchymoses. Elles sont plus rares et plus petites à la face.

A l'auscultation des poumons, on entend des râles nombreux. Les bruits du cœur sont sourds. L'examen de l'abdomen ne dénote rien de particulier. La mort survient le jour même à 11 heures du matin, quatorze heures après le début des accidents. (L'enfant n'était pas vacciné.)

L'autopsie montre de l'emphysème pulmonaire et des hémorragies sous-pleurales. Le cœur est normal, le thymus volumineux, il y a au niveau de l'intestin grêle une tuméfaction des plaques de Peyer comme au début d'une fièvre typhoïde, mais sans ulcération. Les ganglions mésentériques sont engorgés; le foie et la rate normaux, les reins congestionnés. Les capsules sont augmentées de volume; à la surface et à la coupe, on constate l'existence des deux côtés d'une hémorragie considérable de ces organes.

OPPENHEIM

9

L'examen histologique montre, de même, que les glandes surrénales sont remplies de sang extravasé.

Observation VI
Blaker et Bailey (*id.*).

Garçon âgé d'un an entré à l'hôpital le 4 avril 1901.

Bien portant jusqu'à la veille, cet enfant a été pris, dans la soirée, d'agitation et de fièvre. Dans la nuit il s'est réveillé à plusieurs reprises et a vomi. Au matin la respiration est difficile et il y a de nouveaux vomissements.

A l'examen, on constate du collapsus cardiaque ; le pouls est faible et petit ; la respiration est rapide avec des battements des ailes du nez ; les lèvres sont livides. En plusieurs endroits, front, poitrine, dos et épaules, il y a un grand nombre de petites taches hémorragiques qui, d'après la mère du petit malade, n'existaient pas le matin au réveil. L'auscultation des poumons fait entendre quelques râles. L'abdomen est normal. L'enfant meurt quelques minutes après son admission à l'hôpital et vingt heures après le début des accidents (enfant vacciné à 3 mois avec succès).

A l'autopsie, on trouve de la congestion pulmonaire sans infarctus ; le cœur et le péricarde sont normaux, le foie est un peu gros, les reins congestionnés avec quelques points hémorragiques à la base des pyramides ; tuméfaction des plaques de Peyer. Les deux capsules surrénales sont grosses, de coloration rouge pourpre ; à la coupe, on trouve une hémorragie considérable dans les deux glandes.

Un peu de congestion du cerveau et des méninges.

Observation VII.
Blaker et Bailey (*id.*).

Petite fille de 7 mois entrée à l'hôpital le 19 avril 1901.

Il s'agit d'une enfant qui vint au monde bien portante, mais qui, depuis sa naissance, fut toujours assez faible. A deux mois, elle présenta de l'érythème des fesses. La maladie actuelle débuta le jour même de son entrée à l'hôpital par de la diarrhée, de la gêne respiratoire, de la cyanose et de la fièvre. Au moment où on l'examine, la température est à 39°2 ; le pouls à 146 et très faible.

On entend quelques râles fins dans la poitrine; le foie est gros.

L'enfant meurt 18 heures après le début des accidents. Quelques heures avant la mort, on constata l'apparition de deux taches purpuriques, l'une au niveau du lobule de l'oreille droite, l'autre à l'avant-bras droit. Pas de convulsions (enfant non vaccinée).

A l'autopsie, on trouve quelques hémorragies sous-cutanées. Les poumons sont congestionnés et œdémateux. Le cœur, les reins et la rate sont normaux ; le foie est un peu gros. La capsule surrénale gauche est volumineuse, de coloration rouge pourpre; même aspect à la coupe. La capsule droite est également hémorragique, mais elle a conservé une bordure de substance corticale saine.

Les autres organes n'ont rien.

<h3 style="text-align:center">OBSERVATION VIII.</h3>

BLAKER ET BAILEY (id.).

Petite fille âgée d'un an, entrée le 27 avril 1901 à midi : La veille au soir elle était bien portante; mais la nuit fut mauvaise; à 5 heures du matin, vomissements jaunes; à 6 heures on l'apporta à l'hôpital : la température était alors de 38°7; mais elle ne fut pas admise. A midi on la rapporta dans un état beaucoup plus alarmant: la respiration est très rapide (72 inspirations à la minute); le pouls est à 164, petit, mais régulier; la face et les lèvres sont cyanosées; la température rectale est de 36°2; il n'y a pas de taches pétéchiales; à l'auscultation des poumons, quelques râles disséminés. Traitement: bains sinapisés: alcool et injections de strychnine.

A 2 heures du soir, la température est remontée et atteint 39°2 et dans la nuit suivante le thermomètre monte jusqu'à 41°3. Entre temps l'enfant avait eu cinq selles jaune-verdâtre. Pas de vomissements. La mort survint le lendemain matin, 19 heures après l'entrée de la petite malade à l'hôpital.

L'autopsie permet de constater l'existence sur le dos de quelques taches pétéchiales qui ont dû apparaître dans les dernières heures de la vie puisqu'on ne les avait pas constatées en examinant l'enfant. Les deux poumons sont congestionnés avec collapsus des lobes inférieurs. Le cœur, le foie et la rate sont normaux. Il y a tuméfaction des plaques de Peyer.

Les deux capsules surrénales sont congestionnées et dans la gauche existe un foyer hémorragique. Les reins sont normaux.

Deux cas analogues aux précédents ont encore été rapportés par Andrews (179) et par Garrod et Drysdale (180). Il s'agit également de nourrissons ayant présenté un syndrôme constitué par des vomissements, de la dyspnée, du collapsus cardiaque, une éruption purpurique et à l'autopsie desquels on trouva comme lésion à peu près unique une hémorragie des capsules surrénales.

Voici donc huit observations en tous points comparables et dans lesquelles comme le font observer Blaker et Bailey, il s'agit, à n'en pas douter, d'une toxémie d'origine infectieuse (1).

Mais à quelle infection a-t-on eu affaire? Andrews d'une part, Blaker et Bailey de l'autre ont songé à incriminer la variole hémorragique. Mais s'il est vrai que plusieurs de leurs petits malades n'avaient pas été vaccinés, il n'y avait dans leur entourage aucun cas suspect et on n'en vit se déclarer aucun après leur mort. Aussi Blaker et Bailey finissent-ils par rejeter cette hypothèse. Pour des raisons analogues, ils ne pensent pas avoir été en présence de cas de scorbut infantile et concluent qu'il s'agit d'une infection spéciale, sans doute spécifique, dont ils n'ont pu déceler l'agent pathogène, car l'examen bactériologique du sang pratiqué deux fois est resté négatif. Rappelons cependant que Talbot, dans un cas (observation IV), a trouvé du streptocoque.

Qu'il s'agisse ici d'une infection spécifique ou non spécifique, il nous semble pour notre part, que le plus simple serait d'envisager ces faits comme des cas de purpura infectieux primitif, à marche suraiguë, d'origine streptococcique ou autre; ce qu'il importe le plus au point de vue spécial

(1) Quelques observations fort analogues aux précédentes se trouvent dans un mémoire de Parrot (*Archives générales de médecine*, 1872, page 257. observations X et XI.)

auquel nous nous plaçons, c'est d'établir quelle part revient à l'hémorragie surrénale dans la symptomatologie observée. Un premier point déjà nous paraît infiniment vraisemblable : c'est que la destruction des capsules, privant l'organisme d'un de ses moyens de défense, a précipité la marche des accidents, et qu'on peut l'invoquer pour expliquer la mort rapide de tous ces enfants.

Mais ce n'est pas tout et il nous semble qu'à part la fièvre et l'éruption cutanée qui sont sans nul doute sous la dépendance directe de la toxémie, tous les autres symptômes observés chez ces malades peuvent s'expliquer par l'existence de la lésion surrénale. Nous n'en voulons d'autre preuve que les observations assez nombreuses où des hémorragies capsulaires d'origine variable ont entraîné chez l'adulte l'apparition de phénomènes cliniques analogues.

A titre d'exemple, nous citerons deux de ces observations publiées récemment par ARNAUD (148) et par LAIGNEL-LAVASTINE (181).

OBSERVATION IX (*résumée*). — **Brûlure du membre supérieur. Mort rapide avec des symptômes rappelant ceux d'une intoxication. Hémorragie des capsules surrénales.**

ARNAUD. (Les hémorragies des capsules surrénales. *Archives générales de médecine, juillet 1900.*)

Jeune fille de 17 ans, entrée à l'Hôtel-Dieu de Marseille pour une brûlure étendue du membre supérieur gauche. Le onzième jour, mort rapide au milieu d'accidents qui firent soupçonner un empoisonnement : état syncopal, vomissements, vives douleurs épigastriques, refroidissement des extrémités, petitesse du pouls, collapsus cardiaque.

A l'autopsie, pas de lésions viscérales autres que celles des capsules surrénales. La droite présente à la partie moyenne de la face externe un foyer hémorragique du volume d'un pois ; sur la coupe, le sang occupe la partie centrale de la capsule et s'étend en nappe dans les parties inférieures. Il est partout limité par une zone jaunâtre de substance corticale intacte. La capsule gauche ne présente que de la dilatation vasculaire, très marquée en certains points, mais sans hémorragie.

OBSERVATION X (*résumée*). — **Hémorragie des glandes surrénale.**
LAIGNEL-LAVASTINE (*Société anatomique. 12 décembre 1901*).

Homme de 46 ans entré à l'hôpital le 9 décembre à midi. Ce malade, qui est tombé sans connaissance dans la rue le matin à 7 heures, est dans le coma; la face, les mains, les lèvres et les pieds sont cyanosés; la respiration est très rapide et très superficielle; l'abdomen est un pu ballonné.

Le pouls, extrêmement petit, bat à 140.

Les poumons sont sonores et l'auscultation ne révèle rien de net, le foie n'est pas gros. Le malade a eu une selle diarrhéique.

Malgré tous les efforts faits pour le ranimer, le malade meurt à 7 heures du soir, 12 heures après le début des accidents, sans qu'on ait pu obtenir sur son histoire de renseignements complémentaires.

A *l'autopsie*, on trouve une très légère congestion pulmonaire; le cœur est normal. L'aorte souple présente au-dessus des sigmoïdes trois petites papules d'athérome au début. L'intestin grêle est rouge; la rate grosse et molle, le foie et les reins sont congestionnés.

La capsule surrénale droite, rouge et globuleuse, mesure 60 millimètres de largeur sur 50 de hauteur et 30 d'épaisseur.

La capsule gauche, qui a conservé dans une partie de sa surface sa coloration normale, mesure 65 millimètres de largeur sur 30 de hauteur et 15 d'épaisseur. La droite présente à la coupe un volumineux foyer hémorragique qui a complètement détruit la substance médullaire et infiltre la couche corticale. La gauche contient plusieurs petites hémorragies punctiformes.

Cyanose des extrémités, dyspnée, petitesse et rapidité du pouls, collapsus cardiaque, diarrhée, nous retrouvons ici tous les principaux signes qui, avec la fièvre et l'hémorragie cutanée, formaient l'ensemble symptomatique observé par TALBOT et par BLAKER et BAILEY. Nous n'hésitons donc pas à conclure que l'altération des glandes surrénales, qui se retrouve dans toutes ces observations, a joué un rôle important dans la genèse des accidents.

Ainsi le syndrome de l'insuffisance surrénale aiguë peut apparaître au cours d'infections aiguës, décelant la destruction brutale des organes surrénaux par un processus hémorragique.

Nous ne doutons pas que, l'attention étant attirée sur ces faits, de nouvelles observations ne viennent bientôt s'ajouter à celles que nous avons rapportées.

Nous reviendrons, d'ailleurs, dans le chapitre suivant sur l'interprétation pathogénique qu'il convient de donner de ces faits.

CHAPITRE IX

Retentissement des lésions chroniques des sur-
rénales sur la marche des infections aiguës
intercurrentes.

Si la glande surrénale joue, grâce à son pouvoir antitoxique, un rôle important dans la défense de l'organisme contre
les infections, il est logique d'admettre que les altérations
chroniques de cet organe, qu'elles soient restées latentes ou
qu'elles aient donné naissance au complexus symptomatique
plus ou moins complet de la maladie d'Addison, doivent
entraîner des modifications dans la façon de réagir de l'organisme à l'égard d'une maladie infectieuse aiguë ou d'une
intoxication intercurrente. C'est ce qu'avait déjà admis
Neusser (182) lorsqu'il écrivait en 1897 qu'il n'est pas rare
au cours de la maladie d'Addison, de voir une infection légère
telle qu'une angine banale affecter une allure très sévère et
déterminer une aggravation de l'état général au point d'entraîner la mort.

Dans le travail auquel nous avons déjà fait allusion,
Sergent et L. Bernard ont relaté plusieurs observations
d'accidents aigus mortels survenus à l'occasion d'une infection légère chez des sujets porteurs d'une lésion chronique
jusqu'alors latente des glandes surrénales. Mais ils n'ont
considéré ces accidents que comme la traduction clinique
d'une insuffisance capsulaire aiguë et n'ont attaché à l'infection qu'une importance secondaire. Ils l'ont envisagée comme

une cause occasionnelle banale, susceptible « de rompre l'é-
quilibre physiologique instable jusqu'alors ; sous son influence,
l'insuffisance capsulaire, jusque-là latente, manifeste son existence par des symptômes bruyants et le malade succombe ».

En 1900, nous avons eu l'occasion d'observer dans le
service de M. MÉNÉTRIER, dont nous étions alors l'interne, un
cas de maladie d'Addison brusquement aggravée par une
infection intercurrente. Nous avons eu l'honneur de com-
muniquer cette observation avec notre Maître à la Société
médicale des hôpitaux (182), et à cette occasion d'exposer
une interprétation un peu différente des cas de ce genre.
Avant d'aller plus loin dans la discussion, nous croyons
utile de relater ici cette observation ainsi qu'un certain
nombre de cas analogues.

OBSERVATION XI. — **Maladie d'Addison à évolution suraiguë.** —
Symptômes addisonniens peu marqués. — **Mort rapide par
infection angineuse.**

(MÉNÉTRIER et OPPENHEIM. — *Bulletin de la Société médicale des hôpitaux
1900, page 425*).

C... (Marie), vingt et un ans, mécanicienne, entre le 13 janvier à
l'hôpital Tenon, se plaignant de tousser depuis quelques jours et
accusant une courbature générale avec douleurs dans les membres
et dans la tête.

L'avant-veille de son entrée, elle aurait rendu par la bouche une
assez notable quantité de sang, mais il n'est pas possible de préci-
ser s'il s'agissait bien réellement d'une hémoptysie ou d'une hémorragie nasale rendue par la bouche.

Ses antécédents de famille nous apprennent que sa mère aurait
succombé à une affection thoracique chronique qu'elle qualifie de
bronchite chronique et qui, très probablement, était une tuberculose, et son père à la suite d'un refroidissement.

Comme antécédents personnels, elle a, dans son enfance, présenté de l'impetigo du cuir chevelu et des adénites cervicales ; à

trois ans, elle eut le croup et guérit sans opération. Enfin, il y a trois ans, elle a été soignée à l'hôpital Tenon pour une affection aiguë, probablement une pneumonie. Depuis quelques semaines, elle remarquait que ses forces diminuaient, qu'elle se fatiguait plus vite à son travail et peut-être avait un peu maigri.

C'est une fille qui paraît bien constituée, nullement maigre ; ses muscles sont bien développés et le pannicule adipeux également. Sa peau est très légèrement brune, de teinte uniforme, sans taches et cette couleur attire d'autant moins l'attention que ses cheveux sont très noirs et qu'elle-même n'a remarqué aucun changement dans son apparence à ce point de vue. Elle paraît surtout très fatiguée, se plaint de mal de tête, et présente une assez vive sensibilité à la pression des masses musculaires, surtout au niveau des membres inférieurs. La langue est légèrement saburrale, il y a un léger catarrhe oculaire et nasal, et un peu de toux ; l'auscultation ne décèle néanmoins aucune anomalie de l'appareil respiratoire, à peine quelques sibilances à la région moyenne des poumons. Les crachats sont muqueux. Pas d'appétit depuis quelques jours, constipation, rien au cœur, urines normales, pas de fièvre.

En présence de ces symptômes et dans la saison où nous sommes, le diagnostic de grippe semble s'imposer. Tout au plus croyons-nous devoir faire quelques réserves sur la possibilité d'un début de tuberculose encore latente quant aux signes physiques, en raison du crachement de sang et des antécédents de la malade. Traitement : purgation, potion calmante, régime lacté.

L'état reste le même les deux jours suivants. Le 16 janvier, la malade se plaint de souffrir de la gorge, principalement en avalant ; il y a de la douleur à la pression en arrière de l'angle des mâchoires ; les amygdales, les piliers du voile et la luette sont rouges et légèrement tuméfiés.

Le lendemain, la température s'élève à 38°, le pouls est à 120. La dysphagie, la douleur de gorge sont plus vives et les amygdales tuméfiées présentent, par places, des dépôts pultacés blanchâtres, peu adhérents, faciles à enlever avec un tampon de ouate, sauf au niveau des cryptes, qui en sont également tapissées.

Ces symptômes d'angine pultacée, survenant au cours d'une grippe légère, semblent, au premier abord, n'avoir rien d'insolite et suffit parfaitement à expliquer la poussée fébrile.

Mais ce qui est remarquable, en outre, c'est l'aspect général de la malade, qui paraît dans un état d'abattement, de prostration même, tout à fait hors de proportion avec une semblable affection. Elle reste enfoncée sous ses couvertures, indifférente à ce qui se passe autour d'elle, et sans même penser à prendre le lait ou les boissons qui sont déposés sur sa table, à portée de sa main. Quand on l'examine, et bien que son intelligence soit parfaitement nette, elle éprouve la même paresse à répondre et il faut lui arracher mot à mot les renseignements sur les sensations qu'elle éprouve. Elle accuse une très vive douleur à la gorge chaque fois qu'on veut la faire boire, se plaint également de douleurs dans les membres inférieurs, qui sont le siège d'une véritable hyperesthésie, la pression même légère, déterminant de très vives douleurs. Elle tient les yeux habituellement fermés ; il y a de la photophobie et un certain degré de conjonctivite avec exsudat blanchâtre.

18 janvier. — La prostration a encore augmenté, la malade répond à peine quand on lui parle ; elle ne boit qu'avec de grandes difficultés et rend, par sa résistance, à peu près impossibles les lavages de la gorge prescrits. Les amygdales sont toujours recouvertes d'enduits pultacés. La langue se sèche vers la pointe. Pas de signes thoraciques.

Les urines, très rares, ne renferment rien d'anormal. Constipation opiniâtre depuis la purgation. Pas de vomissements. L'hyperesthésie cutanée et musculaire est toujours très vive ; il n'y a pas de raideur des membres ; les réflexes rotuliens sont légèrement exaltés. Céphalée et photophobie persistantes. Température, le matin 38°7 ; le soir, 38°9. Pouls 136 et 140.

La gravité de l'état général, avec une absence complète de signes physiques à l'examen des principaux viscères, l'hyperesthésie générale, la photophobie, la céphalée, tout cela incline à penser à la possibilité d'une méningite ; le signe de Kernig n'existe pas.

19 janvier. — Chute de la température, le matin à 37°2 ; le soir 37°6 ; le pouls restant petit et irrégulier à 140 ; cette dissociation semble justifier l'hypothèse de méningite ; du reste, la langue se sèche, la prostration s'accentue, avec persistance toutefois des phénomènes douloureux et dysphagiques, d'où une impossibilité presque complète de faire prendre des boissons à la malade.

20 janvier. — La malade est dans le coma, la nuque et le tronc un peu raides, immobile dans le décubitus dorsal. Langue sèche, rôtie ; déglutition impossible.

Un peu de température, 38°2, matin et soir. Pouls 140, très faible et très irrégulier. Constipation ; incontinence des urines. Dans la soirée, la respiration s'accélère, devient stertoreuse, et la malade succombe le lendemain matin à 5 heures.

Nous avons pratiqué l'examen bactériologique des exsudats amygdaliens et du pus des conjonctives. Ce dernier renfermait seulement des staphylocoques que la culture a montrés être du staphylococus albus. L'exsudat de la gorge renfermait en grand nombre des diplocoques encapsulés ayant toutes les apparences du pneumocoque. et l'ensemencement sur agar a fourni des colonies caractéristiques de ce microbe, que son abondance dans l'exsudat permet de considérer comme l'agent pathogène principal de cette angine.

Autopsie. — Autopsie le 22 janvier au matin.

Centres nerveux : aucune lésion de la substance nerveuse, ni des méninges ; pas de vascularisation anormale, pas d'excès dans la quantité du liquide ventriculaire.

Cavité thoracique : poumons non adhérents, souples et aérés dans toutes leurs parties. Un petit noyau, du volume d'une lentille, fibreux et noir, au sommet gauche, un ganglion anthracosique au hile du même côté. Rien à droite. Larynx et trachée : muqueuse un peu rouge, exsudat muqueux à la surface. Cœur : volume normal. Orifices et valvules sains, aorte saine. Appareil digestif : la muqueuse buccale présente, au niveau de la face interne des joues et à la hauteur des dents, des taches brunes, en série, des deux côtés. Les amygdales sont tuméfiées, elles ne renferment pas d'abcès. L'estomac présente à sa face muqueuse des suffusions ecchymotiques surtout abondantes à la région moyenne. Les intestins sont sains, il n'y a aucune altération des plaques de Peyer.

Foie, rate, pancréas, reins sont absolument normaux.

Les capsules surrénales sont entourées d'une couche épaisse de tissu graisseux, qui adhère à leur surface ; elles sont très augmentées de volume, l'une et l'autre, et mesurent respectivement en largeur 5 et 6 centimètres ; en hauteur, 3 et 4 centimètres ; en épaisseur 1 1/2 et 2 centimètres. Leur forme générale reste conservée ; mais en coupe il ne reste en aucun point trace du tissu normal, et celui-ci est entièrement remplacé par une masse fibro-caséeuse uniforme. Cette lésion est strictement circonscrite aux capsules et ne s'étend ni aux reins, ni aux plexus nerveux du voisinage.

Le thymus a persisté chez cette femme ; il est encore relativement volumineux, formant une masse molle, gris rosé, de 5 centimètres de hauteur sur 2 de large.

L'utérus est sain ; les ovaires présentent des corps jaunes récents.

L'examen microscopique des coupes de capsules surrénales confirme la disparition complète des éléments cellulaires normaux de ces organes. Les coupes montrent, en effet, un tissu formé de gros amas caséeux, arrondis, au niveau desquels les éléments sont complètement dégénérés, réduits à une substance granuleuse, mal colorable et sans contours cellulaires distincts, et entourés à leur périphérie d'une couronne de volumineuses cellules géantes, qui complètent l'aspect typique du tubercule. Ces amas caséeux sont réunis par une trame de tissu conjonctif fibreux.

En relatant cette observation, il y a deux ans, nous avions, avec notre Maître M. MÉNÉTRIER, attiré l'attention sur le rôle respectif de l'infection intercurrente pneumococcique et de la lésion ancienne des glandes surrénales dans la genèse des accidents. « Chez cette femme, disions-nous, une maladie d'Addison, encore au début de son évolution symptomatique, a été abrégée et rapidement terminée par la survenance d'une infection accidentelle, l'angine à pneumocoque, affection d'ordinaire bénigne et qui n'a pris une gravité exceptionnelle en ce cas que du fait de sa coïncidence avec l'affection surrénale..... La fonction antitoxique étant un des attributs essentiels des capsules surrénales, on conçoit la gravité d'une infection qui apporte une surabondance de poisons dans l'organisme chez une malade dont les capsules sont détruites ; il en résulte une insuffisance capsulaire suraiguë, due à la surcharge toxique accidentelle, à laquelle l'organisme se trouve hors d'état de résister. »

Depuis lors, nous avons pu réunir un certain nombre d'observations analogues à la nôtre, c'est-à-dire dans laquelle des accidents d'insuffisance capsulaire aiguë sont survenus chez des sujets porteurs de lésions surrénales plus ou moins latentes jusqu'alors à l'occasion d'une infection intercurrente :

OBSERVATION XII (*résumée*).

FRESNE (*Gazette des hôpitaux*, 1857) : observation IV de la thèse d'IHLER (166).

Femme de 30 ans, entrée à l'hôpital le 20 avril.

Depuis près d'un an, symptômes banaux de maladie dA'ddison : pigmentation, asthénie, vomissements, etc.

Rien à l'auscultation des poumons, l'état général n'est pas mauvais, à part l'amaigrissement et la perte des forces.

Le 30 avril, le 1er et le 2 mai, la malade présente un état stationnaire ; elle est assez forte pour se lever.

Le 3 mai apparaît une angine légère avec fièvre, pouls à 110, râles muqueux dans les poumons. La malade dit qu'elle s'est enrhumée la veille en prenant un bain.

Le 4 mai au matin : mort subite.

OBSERVATION XIII. — Tuberculose mortelle aiguë des capsules surrénales.

EWALD (184), *Berliner klinische Wochenschrift*, 20 novembre 1893.

Le 10 octobre entrait dans notre service une femme âgée de 38 ans, présentant les signes d'une pérityphlite perforante. Deux jours avant, elle avait été prise brusquement de violents vomissements avec de fortes douleurs dans la région abdominale du côté droit, douleurs qui irradièrent bientôt par tout l'abdomen. D'après des renseignements plus détaillés, elle a souffert de l'estomac pendant les mois qui ont précédé sa maladie actuelle, elle a eu de temps en temps des vomissements et a diminué de poids.

A son entrée, elle accuse une forte douleur dans l'hypocondre droit, plus exactement au niveau de l'appendice vermiculaire. Elle présente un autre point très douloureux dans la région de la vésicule biliaire, sur le bord inférieur du lobe droit du foie et en outre dans l'hypocondre gauche. On ne pouvait percevoir d'exsudat collecté ni par la paroi abdominale, ni par le vagin, ni par le rectum. Cependant on sentait une certaine résistance dans la région iléocæcale. La malade est faible et abattue. La peau est d'une couleur jaune sale qu'on rapproche de la couleur foncée de ses cheveux et de l'ensemble de sa personne. On ne trouve aucune tache pigmentaire sur les muqueuses.

Les jours suivants, l'état de la malade s'améliore un peu ; les vomissements cessent, mais le pouls toujours très accéléré, la température inégale font écarter toute idée d'opération.

Dans la nuit du vendredi au samedi (4 jours après son entrée à l'hôpital), la malade meurt subitement.

J'avais pendant toute la durée de la maladie l'idée d'une appendicite probable avec perforation de l'appendice vermiculaire et irritation consécutive du péritoine mais sans exsudat.

L'*autopsie* fit voir que l'appendice vermiculaire était rouge et enflé de l'épaisseur du médius. Le péritoine alentour est légèrement infiltré, mais il n'y a pas trace de véritable péritonite. L'appendice était rempli d'environ la valeur d'un dé à coudre de pus crémeux, sa muqueuse était ulcérée et épaissie. Les ganglions mésentériques voisins étaient légèrement enflés et durs.

On ne trouve aucune autre lésion, sauf une dégénérescence caséeuse complète des deux capsules surrénales, analogue à celle que l'on rencontre dans la tuberculose de ces organes.

Le cœur est atrophié et mou. Pas d'autres lésions tuberculeuses.

De l'absence de péritonite aiguë et de perforation appendiculaire, EWALD crut pouvoir conclure que les lésions appendiculaires n'étaient pour rien dans la production des accidents observés et il considéra cette observation comme un cas de tuberculose aiguë mortelle des capsules surrénales, SERGENT et BERNARD, qui la relatent dans leur travail, s'appuyant sur la bilatéralité des douleurs abdominales, sur l'amaigrissement et les troubles gastro-intestinaux antérieurs, enfin sur la mort subite au sixième jour des accidents, admettent de même qu'il s'agit ici d'un cas pur d'insuffisance capsulaire aiguë. Il nous paraît bien difficile, quant à nous, d'accepter cette façon de voir et de dire que, chez une malade ayant présenté des douleurs abdominales, des vomissements, de la résistance à la pression dans la région iléocœcale et à l'autopsie de laquelle on trouva un appendice du volume du médius contenant un dé à coudre de pus crémeux, on ne doit pas invoquer ces lésions appendiculaires comme cause des accidents. Il nous paraît infiniment plus logique d'admettre que, chez cette femme, la toxi-infection d'origine appendiculaire, qui fût peut-être restée d'allure assez bénigne chez un autre malade présentant des organes intacts, a pris en raison de la destruction des capsules surrénales, une gravité spéciale. La malade a succombé à une intoxication provoquée par des toxines élaborées au niveau de son appendice et que l'organisme n'a pu détruire du fait de l'insuffisance capsulaire. Nous avons eu l'occasion d'assister à l'autopsie d'une malade dont l'histoire peut être rapprochée de la précédente. Il s'agit d'une femme opérée par notre Maître M. Doléris, pour une annexite double. Au cours de l'opération, la déchirure d'adhérences intestinales détermina un certain degré d'infection du péritoine, et la malade étant morte subitement, on trouva à l'autopsie une tuberculose ancienne des capsules surrénales.

OBSERVATION XIV (inédite).
Due à l'obligeance de MM. DOLÉRIS et MALARTIC (résumée).

Ch... Marie, 32 ans, ménagère, entre à l'hôpital Boucicaut, dans le service de M. Doléris, le 10 décembre 1900.

Dans les antécédents nous n'avons à relever que des adénites bacillaires pendant l'enfance et de la chlorose à 18 ans.

Depuis deux ans, douleurs abdominales et gêne de la miction. Les douleurs s'exagèrent à l'occasion des dernières règles, ce qui décide la malade à entrer à l'hôpital. On constate alors l'existence d'une tumeur demi-fluctuante dans le cul-de-sac gauche et on décide l'opération.

Au cours de la laparotomie pratiquée le 15 décembre 1900, on constate l'existence d'adhérences intestinales nombreuses qui unissent les anses entre elles et les rattachent également au péritoine pariétal et aux poches annexielles, ce qui rend très difficile la libération et l'extirpation de ces dernières. Au cours de cette libération, l'intestin grêle est éraillé superficiellement en deux points. L'on pratique à ce niveau des sutures de Lembert. On suture ensuite le péritoine et la paroi abdominale en draînant largement.

Le soir de l'opération, la malade va bien; le pouls est à 90 et la température à 37º2.

Les jours suivants se passent sans incident, mais le troisième jour on constate dans le pansement l'apparition d'une petite quantité de matières fécales qui sont sorties par le drain.

Malgré l'existence de cette fistule stercoraïe, l'état de la malade est satisfaisant. Température 37º4; pouls 80.

Le 18 décembre au soir, la malade s'endort comme d'habitude et passe une bonne nuit. Elle s'éveille le lendemain matin vers 6 heures et se trouve fort bien. Mais, quelques instants après, elle est prise de dyspnée; sa face pâlit, puis se cyanose, son pouls est faible et incomptable et elle meurt en quelques minutes.

Autopsie. — L'autopsie ne put être faite complètement, la famille s'y étant opposée. On dut se contenter de retirer par la plaie abdominale les principaux organes.

Les anses intestinales sont agglutinées entre elles par les adhérences déjà constatées au cours de l'opération. Leur coloration est normale et il n'y a pas trace de péritonite aiguë. En suivant attentivement l'intestin dans toute sa longueur, on trouve à un mètre du pylore une petite perforation arrondie du volume d'une lentille. Autour de la région ou siège cette perforation on trouve de nombreuses adhérences anciennes qui limitent un trajet fistuleux entre le point perforé et la partie inférieure de la plaie opératoire.

Le cœur est normal; le foie et les reins sont congestionnés et au sommet du poumon droit existe un petit nodule tuberculeux crétacé. On ne peut retirer qu'une des glandes surrénales.

On constate qu'elle est très volumineuse, mesure 5 centimètres de largeur sur 3 de haut et 2 cm. 1/2 d'épaisseur et est totalement transformée en une masse caséeuse. L'autre capsule surrénale perdue dans la graisse ne peut être retrouvée, ce qui s'explique en raison des conditions défectueuses dans lesquelles a été faite l'autopsie et de la nécessité où on a été de perforer largement le diaphragme pour aller chercher les organes thoraciques.

M. DOLÉRIS ayant bien voulu nous confier l'examen histologique de la capsule malade, nous avons constaté la disparition complète

du parenchyme surrénal normal. La néoplasie tuberculeuse occupe
sur les coupes toute l'étendue de la capsule; elle est constituée par
une masse caséeuse amorphe, au milieu et à la périphérie de laquelle on trouve des amas de cellules embryonnaires et d'assez
nombreuses cellules géantes. On ne trouve pas de bacilles au niveau
des zones totalement caséifiées; on en constate un petit nombre au
pourtour ou à l'intérieur des cellules géantes.

Nous pensons que, dans ce cas, comme dans l'observation
d'EWALD, une infection péritonéale, qui eût dû affecter une
allure assez bénigne, puisque la perforation intestinale n'avait
pas déterminé de péritonite généralisée, mais seulement la
production d'une fistule stercorale, a provoqué des accidents
rapidement mortels en raison de la diminution de résistance
liée à l'altération capsulaire. Nous reviendrons d'ailleurs
tout à l'heure sur l'interprétation de ces faits; pour l'instant
nous voulons seulement nous attacher à montrer dans chaque cas la réunion des deux facteurs pathogéniques des accidents observés : infection d'une part, lésion ancienne des
surrénales de l'autre.

C'est encore ces deux éléments que nous trouvons réunis
dans les observations suivantes.

OBSERVATION XV (*résumée*).

EBSTEIN (*Deutsche méd. Wochenschrift*, 11 novembre 1897).

Homme de 35 ans, entré dans le service le 29 juin 1880, avec les
phénomènes suivants : douleurs dans la partie droite du ventre et
dans la région épigastrique; signes d'induration des sommets; bon
état général; pas de fièvre.

Le 2 juillet, survient une angine probablement diphtérique qui
atteint surtout l'amygdale gauche, la température s'élève à 38°4.

Le 3 juillet, des fausses membranes recouvrent les deux amygdales;
la température est à 38°9 ; en même temps on constate des phénomènes généraux dont l'intensité paraît hors de proportion avec l'état

local ; il y a de la dyspnée, de la tendance au collapsus, des vomissements verdâtres, puis de la cyanose; le pouls est petit et incomptable, la respiration est précipitée et le malade meurt le soir de ce même jour.

On n'avait pas constaté de coloration anormale de la peau, il n'y avait pas d'albumine dans les urines.

A l'autopsie, on trouve, outre de légères lésions tuberculeuses du poumon droit, une tuberculose des deux capsules surrénales.

L'observation ne donne pas de détail sur l'étendue des lésions tuberculeuses.

Observation XVI (*résumée*). — **Epithélioma des capsules surrénales avec noyaux secondaires de la peau.**

Chaillous (185),(*Bulletin de la Société anatomique*, 1897,page 931).

G..., 27 ans, entré à l'hôpital Broussais dans le service de M. Michaux le 2 novembre 1897, pour des tumeurs multiples de la peau et de l'exophtalmie.

A son entrée à l'hôpital, on constate de l'asymétrie faciale, de la tuméfaction du côté droit de la face et de l'exophtalmie. Il existe de petites tumeurs cutanées sous la paupière, au niveau de l'aile du nez, de la partie postéro-interne de la cuisse droite, du creux poplité, etc.

Le malade ne se plaint que de ces tumeurs, il n'a pas maigri et a bon appétit.

Mais les jours suivants, l'état s'aggrave; le 7 novembre, le malade accuse de l'anorexie; il y a de la fièvre (39° à 40°); les poumons, le cœur, sont normaux.

Le 8 novembre, la température est à 39°6.

Le 9 novembre, la témpérarure est à 38°8 et 39°6.

Le 10 novembre, la température est à 38°8 et 40°2; il y a du délire; la langue est sèche, l'haleine fétide.

Le 11, le délire augmente. La température est à 39°4 et 39°6, le pouls à 136, très faible. La respiration à 28. Les lèvres sont desséchées.

Le 12, température 39°4 et 40°4 ; pouls, 128; R. 44.

Le 13, témpérature 39°2 et 39° 4. Le malade est plus calme, mais le pouls est toujours rapide, la langue rôtie, les lèvres desséchées l'haleine fétide. Le malade meurt dans la nuit du 13 au 14.

A *l'autopsie*, cerveau, cœur et poumons normaux.

Foie un peu congestionné, rate ramollie pèse 375 gr.

Les capsules surrénales sont très volumineuses ; elles pèsent la gauche 265 et la droite 195 grammes. L'examen macroscopique et microscopique montre qu'il s'agissait d'épithélioma des capsules surrénales avec noyaux secondaires de la peau. L'épithélioma des deux capsules, surtout de la gauche, est entouré d'une zone hémorragique.

En rapportant cette observation, l'auteur, entre autres points dignes d'intérêt, attire l'attention sur les signes de grande infection qu'a présentés le malade et « que n'ont pu expliquer ni la clinique, ni les recherches *post mortem* ». Il ne nous paraît pas douteux que, dans ce cas, il se soit agi d'une infection aiguë intercurrente chez un sujet porteur de tumeurs néoplasiques des capsules. La nature de l'infection ne peut être précisée, mais son existence nous paraît suffisamment démontrée par les lésions de la rate qui est ramollie et pèse 375 gr. Nous nous demandons même si les hémorragies constatées au pourtour des tumeurs surrénales n'étaient pas d'origine récente et sous la dépendance directe de l'infection, comme dans un cas que nous avons observé (186) et dans lequel une hémorragie abondante se développa à l'occasion d'une pneumonie au sein d'une glande surrénale adénomateuse.

OBSERVATION XVII

Emile SERGENT et Léon BERNARD (*Société de Biologie*, 24 décembre 1898).

V... Gérard, 24 ans, menuisier, entre à l'hôpital le 7 octobre 1898; malgré son aspect robuste, il parait abattu et profondément déprimé à tel point qu'à première vue il a l'air d'un typhique. Et pourtant on ne trouve qu'une simple amygdalite pultacée avec fièvre peu élevée (38°2); rien dans la poitrine, aucun symptôme abdominal, pas d'albuminurie. Aucun antécédent héréditaire important, aucune maladie antérieure. Le seul fait à signaler est l'aveu d'une sorte de fatigue générale et d'apathie éprouvées depuis plusieurs mois.

L'amygdalite et la fièvre disparaissent en trois jours; la gaîté revient ainsi que l'appétit. Il est considéré comme guéri lorsque subitement, le 13 octobre, c'est-à-dire six jours après son entrée, il est pris de douleurs abdominales atroces avec vomissements bilieux abondants et céphalée intense. Au cours de l'examen qu'on pratique à ce moment, on constate l'existence d'une dizaine de petites macules brunâtres, des dimensions d'une lentille, disséminées sur la racine des cuisses et sur les hypochondres. En même temps on aperçoit dans la bouche trois petites ulcérations pultacées, ressemblant aussi bien à des vésicules d'herpès crevées qu'à des plaques muqueuses ulcérées. Si bien qu'on pense un moment à la possibilité d'une syphilis secondaire. Mais le lendemain l'état s'est aggravé, les vomissements sont continuels; l'abdomen est douloureux; des coliques atroces arrachent des plaintes au malade; les vomissements sont continuels; les extrémités se refroidissent; le thermomètre marque 36°3; le pouls est petit, irrégulier et rapide. En somme, c'est le cortège symptomatique d'un empoisonnement, dont la nature ne peut être déterminée : le malade nie énergiquement toute tentative de suicide.

Le lendemain (15 octobre) l'état s'est encore aggravé et le malade meurt *subitement* dans la nuit.

A l'autopsie, on trouva deux capsules surrénales énormes et complétement transformées en masses caséeuses et crétacées ; aucune parcelle de tissu capsulaire ne subsistait. On ne constata microscopiquement aucune altération des ganglions semi-lunaires.

Quelques tubercules fibro-caséeux aux sommets des poumons ; rien au cœur, ni aux reins, ni à la rate, ni au foie, ni au pancréas ; rien dans l'encéphale, ni dans la glande pituitaire.

Sergent et Bernard n'ont pas cru, dans ce cas, devoir attacher une grande importance dans le déterminisme des accidents à la légère angine qu'a présentée leur malade et nous devons avouer qu'ici la corrélation nous paraît à nous aussi moins évidente que dans les observations précédentes, d'autant que c'est plusieurs jours après la guérison complète de l'amygdalite qu'ont apparu les phénomènes d'insuffisance capsulaire. Il n'en est pas de même dans une autre observation de Sergent. relatée dans la thèse de Couzin (187), sur les accidents aigus de la tuberculose des capsules surrénales.

Observation XVIII. — **Accidents aigus de la tuberculose des capsules surrénales.**

Sergent, in thèse Couzin. Paris, 1899, observation III.

L... Claude, 50 ans, cordonnier, entre le 14 novembre 1894 dans le service de M. Gaucher.

Le malade est dans un état de délire tranquille qui empêche d'obtenir de lui des renseignements précis. Par sa famille, on apprend que depuis un mois il a commencé à présenter des troubles de l'esprit. Dans ses antécédents, on relève des habitudes d'alcoolisme. Il y a une dizaine de jours, il se plaignit d'un mal de gorge; depuis six jours, il est alité.

Le 14, il ne présente aucun point douloureux ailleurs qu'à la gorge qu'il montre sans cesse. Il se plaint de ne pouvoir avaler et prononce des phrases incohérentes.

Le visage est pâle; les yeux excavés ; la langue, couverte d'un enduit jaune sale au milieu, est rouge sur les bords. A l'auscultation, on ne remarque rien de particulier au cœur. Râles sous-crépitants aux bases des deux poumons. Le pouls est régulier, très accéléré, petit. Le foie déborde d'un bon travers de doigt les fausses côtes. La rate est grosse ; les urines ont une couleur foncée et contiennent de l'albumine. Pas de diarrhée. Température vespérale 38°7.

Quelques taches rosées lenticulaires, disséminées sur l'abdomen, font penser à la dothiénenterie et on prescrit au malade des bains froids qui lui sont donnés de 3 en 3 heures.

Le 15 novembre au matin, le malade est dans le même état que la veille ; la congestion des deux bases a augmenté; le pouls est toujours accéléré ; la langue est rôtie. Le malade expectore quelques crachats sanguinolents, couleur gelée de groseille. Température 40°2.

Dans la nuit, le malade a été agité. On continue les bains. Chacun d'eux amène une rémission d'environ 1°1/2. La température descend le soir à 39°8.

A onze heures, le malade meurt presque subitement.

Autopsie. — Les poumons sont très congestionnés ; pas de tubercules visibles à l'œil nu.

Le cœur est un peu flasque et dilaté. Pas de myocardite, ni de péricardite ; pas d'endocardite.

Le foie est gros et gras mais pas granuleux. Il est parsemé de marbrures violettes encerclant des îlôts jaunâtres ; *aspect du foie infectieux.*

La rate est énorme, molle et diffluente.

Les reins ne présentent pas de lésions macroscopiques.

Les capsules surrénales forment des masses énormes. La gauche surtout a complètement disparu en tant que glande. Elle forme une tumeur du volume d'une pomme assez nettement encapsulée.

Sur une section, on constate que cette tuméfaction est due à une dégénérescence caséeuse totale. Dans la droite, il existe encore vers l'extrémité externe un petit îlôt de capsule surrénale respecté. Le reste est caséeux.

L'estomac, l'intestin et le péritoine sont parfaitement sains. La surface du cerveau est très congestionnée, les sillons sont tapissés d'un exsudat séreux louche et on aperçoit le long des vaisseaux de la pie-mère d'assez nombreuses granulations, surtout du côté gauche, le long de la sylvienne. L'exsudat est moins abondant à la base du cerveau. Pas d'exsudat des ventricules.

Ici, comme le font remarquer SERGENT et BERNARD, le cas est complexe et, si une part des accidents peut être imputée à la destruction des capsules surrénales, une autre est vraisemblablement sous la dépendance de l'infection méningée. Il est même permis de se demander, étant données les lésions infectieuses du foie et de la rate constatées à l'autopsie, l'élévation de la température et les signes de grande infection présentés par le malade, et qui ne sont guère dans la symptomatologie habituelle de la tuberculose méningée des vieillards, si une infection intercurrente de nature indéterminée n'est pas venue ici constituer un troisième facteur susceptible de précipiter la marche des accidents.

Parmi les observations publiées plus récemment, nous relèverons encore les deux suivantes :

OBSERVATION XIX (*résumée*). — Tuberculose caséeuse localisée aux capsules surrénales. Syndrome de la maladie d'Addison; érythème scarlatiniforme desquamatif.

POULAIN (188) (*Bulletin de la Société anatomique*, juin 1899, page 537).

Homme de 38 ans, menuisier, entré à l'hôpital Broussais, le 26 avril, pour des phénomènes d'asthénie qui durent plusieurs semaines.

Dans ses antécédents, on note l'apparition, en 1868, d'une éruption caractérisée par une rougeur diffuse de toute la surface cutanée, avec desquamation totale de l'épiderme; puis, en 1897, une maladie fébrile, sans doute la fièvre typhoïde.

Le début de la maladie actuelle date de 5 ou 6 mois, il y eut d'abord de la faiblesse et des douleurs articulaires; il y a 5 semaines, l'asthénie s'exagéra au point de rendre tout travail impossible.

A l'entrée du malade à l'hôpital, on constate de l'amaigrissement, de l'asthénie très marquée, des vomissements, de la constipation; une coloration pigmentée des téguments et des taches pigmentaires de la muqueuse buccale.

Les poumons, le cœur, le foie, la rate sont normaux; il y a de l'oligurie. La température oscille entre 37° et 38°,5.

Le 30 avril, apparaît une éruption généralisée, qui a tous les caractères d'un érythème scarlatiniforme desquamatif et occupe le tronc, les membres et la face. Rien à la gorge.

En même temps se montrent des phénomènes généraux intenses; vomissements répétés et bilieux, prostration, fièvre vive (40°,6 le soir), céphalalgie.

Les jours suivants, l'érythème continue à évoluer et la desquamation se généralise, en même temps que l'état général s'améliore. La fièvre est moins vive et la température, le 2 mai, descend au voisinage de la normale. Cependant, les vomissements persistent; le

— 153 —

pouls reste à 120, et la nuit suivante les signes généraux redeviennent très intenses ; température, 40° ; pouls, 140 ; vomissements abondants et répétés ; malade délirant, agité, dyspnéique.

Puis à trois reprises dans la journée du 3 mai : crises épileptiformes limitées à la face et aux membres. L'anurie est absolue ; le malade tombe dans le coma et meurt le 4 mai à 1 heure du matin.

Autopsie. — Poumons et cœur sains. Foie et rate normaux.

Capsules surrénales très volumineuses, la droite comme une mandarine, la gauche comme une grosse noix. A la coupe, elles apparaissent transformées toutes deux en une série de cavernes remplies de matière caséeuse. Tout le tissu glandulaire a disparu ; la transformation fibro-caséeuse est complète, l'examen microscopique confirme la nature tuberculeuse de ces lésions. On voit en outre que le ganglion semi-lunaire droit, coloré au Nissl, présente dans ses cellules un degré très marqué de chromatolyse.

En relatant cette observation, Poulain fait remarquer que l'origine infectieuse ou toxique des érythèmes scarlatiniformes est classique depuis les travaux de Besnier et il se demande si, chez son malade, l'érythème qui semble bien avoir précipité le dénouement n'a pas été produit lui-même par les troubles gastro-intestinaux qui font partie du cortège de la maladie d'Addison. Qu'on se rallie à cette interprétation, qui, nous devons l'avouer, ne nous satisfait pas pleinement, car le malade ne présentait pas, à ce qu'il semble, de troubles gastriques très accusés, au moment où apparut l'érythème, ou qu'on admette que celui-ci a été provoqué par une infection ou une intoxication accidentelle, qu'il s'agisse en un mot d'une auto-intoxication ou d'une toxi-infection exogène, il n'est pas douteux que les substances nocives qui ont déterminé la production de l'érythème scarlatiniforme, accident habituellement assez bénin, ont provoqué ici l'éclosion de complications mortelles parce que la suppression des fonctions antitoxiques surrénales rendait l'organisme particulièrement sensible à leur action. Ainsi dans l'hypothèse où s'est placé Poulain, la lésion surrénale aurait joué un double rôle, provoqué d'une part par le mauvais fonctionnement du tube digestif, une auto-intoxication d'origine gastro-intestinale, exagéré d'autre part la gravité de cette auto-intoxication par la suppression d'un important moyen de défense de l'organisme.

Il nous reste à citer l'observation la plus récente, celle que Nattan-Larrier a relatée à la Société médicale des hôpitaux, peu de jours après la communication que nous avions faite avec M. Ménétrier.

Observation XX. — Maladie d'Addison : accidents suraigus simulant une péritonite. Infection à streptocoques.

Nattan-Larrier (*Société médicale des hôpitaux*, 27 avril 1900).

Bl... Alphonse, âgé de 13 ans, entre le 25 avril 1899 à l'hôpital Trousseau. Le père et la mère de l'enfant sont d'une constitution robuste. Mais Bl... a présenté de nombreux abcès froids pour lesquels il a été opéré à cinq ans et à 12 ans. Dans l'intervalle, il avait eu une péritonite et M. Broca avait réséqué son appendice.

Malgré ces divers accidents, Bl... était d'une constitution robuste et son état général était toujours resté assez satisfaisant, lorsque, brusquement, le 22 avril, apparurent les accidents qui devaient quatre jours plus tard se terminer par la mort de l'enfant : tout à coup, il est pris d'étourdissements, il éprouve une fatigue extrême, il rend tous les aliments qu'on lui fait ingérer, il a une diarrhée incessante, il souffre de douleurs abdominales dont il spécifie mal le siège. C'est alors qu'il se présente à l'hôpital.

Son état est d'une gravité extrême. Son facies est grippé, ses joues sont creuses, ses yeux sont cernés, les pupilles sont rétrécies, la langue est saburrale, l'haleine fétide. Le malade est dans un état d'asthénie absolue, que viennent interrompre de courtes périodes d'agitation pendant lesquelles il déplace péniblement ses membres. L'état de faiblesse de l'enfant est tel qu'il ne peut se soulever sans qu'on l'aide, et lorsqu'on l'assied pour l'ausculter, sa tête retombe en arrière.

L'apathie intellectuelle n'est pas moindre ; le malade a soif et demande à boire, mais il ne se plaint de rien. Si on l'interroge, il ne répond pas ; si on le presse de questions, il dit qu'il souffre des reins ; il n'est pas délirant, mais toutes ses facultés paraissent affaiblies. Il parle d'une façon raisonnable ; mais ses réponses sont incomplètes et évasives.

Le malade vomit tous les liquides qu'on lui donne, et ses vomissements, qui s'accompagnent d'efforts, sont teintés en vert par la bile ; ce sont de véritables vomissements porracés. Le malade a une diarrhée fétide presque continuelle, et les sphincters sont relâchés. Les urines sont abondantes et ne contiennent pas d'albumine.

L'abdomen, légèrement ballonné, est très souple et n'est pas douloureux à la pression.

L'examen méthodique des organes permet de constater que la rate, volumineuse, dépasse les fausses côtes de deux travers de doigt.

L'auscultation du poumon n'apprend rien, il existe pourtant un petit foyer de congestion dans l'aisselle gauche.

La respiration est anxieuse et superficielle, le pouls, petit, fréquent, mais régulier. Température, 40°, 4.

En présence de ces symptômes, l'embarras fut extrême et on ne put se décider à porter un diagnostic ferme. Le facies, les vomissements, les caractères du pouls, le début brusque, faisaient incliner vers l'idée d'une péritonite, mais on ne pouvait établir ce diagnostic en l'absence de tout signe à l'exploration de l'abdomen. La diarrhée, le ballonnement du ventre, le volume de la rate éveillaient plutôt l'idée d'une fièvre typhoïde ; mais le début de la maladie était de trois jours et il n'y avait aucun râle dans la poitrine.

Enfin aucune hypothèse n'expliquait à la fois ces symptômes d'infection aiguë et l'asthénie profonde du malade ; c'est alors que l'on pensa à une maladie d'ADDISON, mais l'existence de cette maladie ne put même être établie. Le malade avait de l'asthénie, des vomissements, de la diarrhée, mais ces signes n'existaient que depuis trois jours. Cet état était tout nouveau, et jamais les parents du jeune Bl... n'avaient rien remarqué de semblable, l'enfant n'est en effet nullement un cachectique : les muscles et le squelette sont bien développés, le pannicule adipeux est normal. Pourtant la peau est légèrement pigmentée ; mais si le teint de l'enfant est foncé, il ne l'est guère plus que celui d'un individu qui vit au grand air ; il s'agit d'une coloration terreuse, diffuse et uniforme ; cette légère pigmentation s'accentue au pourtour de la cicatrice du genou, où l'on trouve au pourtour d'un centre décoloré une zone large de 5 centimètres d'un brun noirâtre.

La cicatrice de l'abdomen, celle de la cuisse, sont également pigmentées. On examine la bouche ; mais les lèvres couvertes de fuliginosités rendent difficile l'examen. La gravité de l'état du malade ne permet d'ailleurs pas une exploration prolongée. C'est pourquoi on ne crut pas devoir s'arrêter au diagnostic de maladie d'ADDISON.

Le 26 avril, température 39°-40 degrés. L'état de l'enfant s'est encore aggravé ; l'apathie et l'asthénie sont complètes, le nez est pincé, les yeux sont excavés, la langue est sèche, les dents sont fuligineuses. La diarrhée et les vomissements persistent. Le tableau est celui d'une péritonite arrivée à sa terminaison. Le soir l'état est plus grave encore, la dyspnée est extrême, la respiration stertoreuse, la la face cyanosée. Le malade tombe dans un état de coma absolu et meurt pendant la nuit.

A l'autopsie, la pâleur des lèvres permet d'apercevoir deux taches pigmentées longues de 1 centimètre environ, larges de 5 à 6 centimètres. Les capsules surrénales, perdues dans une couche graisseuse très épaisse, sont entièrement calcifiées.

L'intestin grêle montre une psorentérie assez marquée, les plaques de Peyer sont bien dessinées, elles sont un peu saillantes et congestionnées, mais ne sont le siège d'aucune ulcération.

La rate, très grosse et un peu molle, est longue de 12 centimètres environ. Les autres organes, reins, foie, cœur, sont normaux, mais les poumons sont congestionnés ; on rencontre des ganglions calcifiés aux hiles des poumons.

Les capsules surrénales, coupées après décalcification à l'acide picrique, présentent encore, au-dessous d'une couche fibreuse fort épaisse, quelques débris glandulaires très altérés. L'organe était presque dans sa totalité formé d'anciennes masses caséeuses calcifiées. La présence de nombreuses cellules géantes, l'existence d'innombrables bacilles démontraient qu'il s'agissait d'une tuberculoses des capsules surrénales.

L'examen bactériologique a porté sur la rate et a permis d'isoler à l'état pur le streptocoque pyogène.

La lésion des capsules surrénales était donc depuis longtemps acquise. Mais elle n'avait tout d'abord occasionné que la pigmentation de la peau. L'interrogatoire des parents a appris que la pigmentation s'était d'abord développée très lentement; quatre ans auparavant la peau de l'enfant était certainement normale, puis peu à peu le teint avait bruni.

Nous avons tenu à reproduire entièrement celte belle observation, la plus démonstrative que nous ayons trouvée. Comme le dit NATTAN-LARRIER, « l'observation, au point de vue clinique, doit être envisagée comme une maladie d'Addison à évolution aiguë, tandis qu'au point de vue bactériologique et anatomique, il convient de la considérer comme une infection streptococcique au cours d'une tuberculose des capsules surrénales... Les accidents qui ont déterminé la mort sont donc ici de nature infectieuse et ont simplement été favorisés par la suppression des fonctions de la glande surrénale. »

Si nous essayons maintenant de dégager une impression d'ensemble de l'étude des dix observations que nous venons de rapporter, nous constatons dans toutes, la réunion de deux facteurs pathogéniques: d'une part lésion ancienne des surrénales restée latente jusqu'alors ou ayant déjà donné lieu à des manifestations cliniques plus ou moins importantes (et ceci importe peu au point de vue qui nous occupe actuellement) et de l'autre une infection ou une intoxication récente et à l'occasion de laquelle éclatent les accidents terminaux.

Nous devons nous demander maintenant quelle part revient à chacun de ces deux facteurs dans la production des symptômes observés chez ces malades. Nous n'hésitons pas à reconnaître tout d'abord qu'on peut voir survenir au cours des surrénalites chroniques des accidents aigus d'insuffisance capsulaire rapidement terminés par la mort et pour lesquels la cause occasionnelle échappe ou tout au moins ne paraît pas être de nature infectieuse.

Sans parler des cas de mort subite, tels que ceux qui ont

été relatés par Collinet (190), par Letulle (191), par Achard (192) et qui peuvent s'expliquer, comme nous l'avons vu, par un réflexe inhibitoire lié à l'altération du sympathique (voir page 120), on connaît un certain nombre de cas de maladies d'Addison terminées par des accidents aigus qui ont apparu en dehors de toute cause occasionnelle appréciable. Dans ces cas en général, il y a de l'hypothermie. Pourtant les observations de Fish (193) et de Gilbert et Grenet (194) montrent qu'il peut y avoir de la fièvre. Ces derniers auteurs invoquent les expériences physiologiques de Rouquès (195), qui a cru trouver dans l'extrait surrénal un principe thermogène, pour expliquer l'élévation de température qu'ils ont observée chez leur malade. Dans ce cas, ils n'avaient pu trouver trace d'aucune infection intercurrente.

Nous sommes donc en présence des constatations suivantes :

1° Un certain nombre de malades porteurs de lésions chroniques des glandes surrénales meurent rapidement avec des accidents qui rappellent ceux d'une intoxication aiguë ou d'une grande infection : prostration, vomissements, diarrhée, collapsus cardiaque, hypothermie; ou, au contraire, fièvre élevée avec excitation cérébrale, délire et convulsions.

2° Chez quelques-uns de ces malades rien ne peut expliquer la production de ces accidents en dehors de la lésion surrénale; mais, dans la plupart des observations suffisamment précises et détaillées que nous avons pu compulser, il y a à l'origine de ces phénomènes nouveaux une infection ou une intoxication exogène d'apparence plus ou moins grave.

3° Chez des malades indemnes de toute lésion surrénale antérieure, une infection aiguë, de nature encore indéterminée, a pu provoquer la destruction rapide des capsules par le processus de l'hémorragie, et ces malades, comme nous l'avons vu dans le chapitre précédent (observations III à VIII), sont morts avec des accidents fort analogues à ceux que nous venons d'énumérer.

De ces constatations se dégage pour nous une conclusion évidente : les symptômes de l'insuffisance capsulaire aiguë sont ceux d'une intoxication rapide de l'organisme. Les substances qui produisent cette intoxication et qui la produisent parce qu'elles n'ont pas été détruites par les sécrétions surrénales comme elles le sont normalement, peuvent provenir de l'organisme lui-même. Il s'agit alors peut-être d'une auto-intoxication provoquée par les troubles digestifs qui font partie du tableau clinique de la surrénalite chronique. Dans ce cas, la lésion surrénale expliquerait à elle seule tous les accidents. Ou bien à la suite d'une fatigue, d'un effort musculaire, les produits de déchets qui doivent être neutralisés par l'action des capsules sont fabriqués en plus grande quantité qu'à l'état normal et deviennent les agents de l'intoxication. Hypothèse pour hypothèse, nous préférons celle-ci à celle qu'ont émise SERGENT et L. BERNARD, en disant que les accidents éclatent au moment où les dernières cellules d'une glande altérée, mais suffisante jusqu'alors, sont atteintes à leur tour par le processus dégénératif.

Mais plus souvent, à ce qu'il nous semble, les substances toxiques viennent de l'extérieur. Une infection quelconque les introduit dans l'économie et cette infection qui, chez un sujet normal, serait restée bénigne, tire ici sa gravité de l'impossibilité où se trouve l'organisme, du fait de la lésion capsulaire, de détruire ces toxines.

Si, malgré la diversité des infections ou des intoxications exogènes qui ont pu jouer ainsi le rôle, non pas de cause occasionnelle, mais de cause déterminante, dans la genèse des accidents, les symptômes restent toujours analogues de façon à reproduire un syndrome bien caractérisé, c'est sans doute que les glandes surrénales ne détruisent pas indifféremment à l'état normal n'importe quel poison. Nos expériences, relatées dans une autre partie de ce travail, nous ont montré que la décapsulation partielle ou que l'injection d'extrait surrénal n'agissaient pas de même dans toutes les infections et intoxications expérimentales. Dans certains cas, la résistance de l'animal est augmentée par l'injection d'extrait; dans d'autres, elle ne varie pas. Si donc les sécrétions antitoxiques possèdent une action élective sur certains poisons, et il nous semble qu'il s'agit surtout de ceux qui dépriment le système nerveux, pourront seules favoriser la production des symptômes de l'insuffisance capsulaire les infections et les intoxications susceptibles d'introduire dans l'organisme des poisons de cet ordre ; et les symptômes seront toujours à peu près analogues parce que, parmi les multiples substances toxiques absorbées, seules interviendront celles, toujours semblables, qui, modifiées normalement par les sécrétions surrénales, n'auront pas subi dans ces cas l'action neutralisante de ces sécrétions.

D'autre part le syndrome de l'insuffisance capsulaire apparaîtra d'autant plus net que les manifestations locales et générales de l'infection elle-même seront plus effacées. S'il s'agit d'une infection naturellement bruyante, comme l'appendicite de la malade d'EWALD, le tableau clinique sera dominé par les signes de cette affection et l'insuffisance capsulaire ne sera révélée que par la terminaison fatale. Qu'il s'agisse au contraire d'une infection légère (l'angine de notre malade ou de celui de SERGENT et L. BERNARD), mais susceptible d'introduire dans l'organisme des poisons que doit normalement détruire la surrénale, et l'on verra se produire dans toute sa pureté le tableau de l'insuffisance capsulaire, c'est-à-dire d'une intoxication portant surtout sur le système nerveux et dans laquelle dominent les phénomènes de dépression.

On conçoit d'ailleurs que, dans bien des cas, il soit cliniquement impossible, même en admettant que la lésion surrénale ait pu être diagnostiquée, de faire la part exacte de ce qui revient dans la symptomatologie observée à l'un et à l'autre des deux facteurs.

Au demeurant, c'est surtout au point de vue pathogénique que le problème est intéressant ; au point de vue clinique pur, il nous suffit de savoir que les sujets porteurs d'une lésion capsulaire chronique résistent mal aux infections et aux intoxications éventuelles ; et ceci, nous croyons l'avoir nettement établi.

Il en est d'ailleurs à ce point de vue des capsules surrénales comme du foie. Chez un malade atteint d'une affection chronique du foie, une infection ou une intoxication intercurrentes peuvent déterminer l'apparition de l'ictère grave, syndrome de l'insuffisance hépatique aiguë. Et, ici aussi, il peut être difficile de faire la part de ce qui, dans l'ictère grave, revient d'un côté à l'insuffisance hépatique et de l'autre à l'infection. Mais il semble bien qu'avec un foie insuffisant des poisons provenant d'infections et d'intoxications diverses, exogènes ou endogènes, peuvent provoquer des symptômes toujours analogues tels que les hémorragies, la prostration, l'état typhoïde, le coma. La seule divergence à ce point de vue entre la pathologie du foie et celle des glandes surrénales, c'est que, la séméiologie hépatique étant infiniment plus riche que celle des altérations capsulaires, il est généralement possible, grâce aux modifications dans le volume de l'organe, grâce à l'ictère, grâce aux caractères des urines, de reconnaître la lésion du foie et de lui attribuer son rôle dans la genèse des accidents.

CONCLUSIONS

I. — Les capsules surrénales, dont la structure est celle
des glandes vasculaires sanguines, ont à l'état normal des fonctions complexes, mais aujourd'hui bien connues.

L'emploi des diverses méthodes expérimentales, décapsulation totale ou partielle, injection d'extrait surrénal, a permis notamment d'établir les points suivants :

1° La destruction totale des glandes surrénales est incompatible avec la vie; la destruction partielle ne détermine
que des accidents légers ou nuls, mais provoque en revanche
une hypertrophie manifeste des portions respectées par l'expérimentateur. L'hypertoxicité du sang et de l'extrait musculaire des animaux décapsulés prouve que la glande surrénale possède une fonction antitoxique importante à l'égard
des poisons normalement fabriqués dans l'organisme et notamment de ceux qui se forment durant le travail musculaire.

2° L'extrait surrénal à dose élevée est doué d'une assez
haute toxicité, surtout lorsqu'il est introduit par voie intra-
veineuse. Mais les doses toxiques dépassent de beaucoup les
doses nécessaires à l'obtention des effets physiologiques, à
savoir : élévation transitoire de la pression artérielle avec

ralentissement du rythme cardiaque, suivi bientôt d'une accélération durable ; diurèse intense, mais passagère ; vaso-constriction superficielle aux points d'application sur la peau et sur les muqueuses ; action sur la musculature de l'œil analogue à celle que produit l'excitation du sympathique cervical. Tous ces phénomènes sont transitoires sans doute parce que la substance active est rapidement détruite par oxydation. Ils relèvent sans doute, tous, de l'excitation des ganglions nerveux périphériques, l'action de l'extrait sur les centres bulbo-médullaires restant douteuse.

Il s'ensuit qu'à côté de sa fonction antitoxique la glande surrénale possède un rôle important dans la régulation de la pression sanguine. Quant au principe actif de l'extrait surrénal, il est encore mal connu.

II. — Le pouvoir antitoxique de la capsule surrénale ne s'exerce pas seulement à l'égard des substances toxiques produites par le fonctionnement normal de l'organisme. La glande joue un rôle important dans la neutralisation ou la destruction des poisons microbiens ou autres introduits dans l'économie, rôle déjà signalé par ABELOUS, CHARRIN et LANGLOIS et que nous avons, à notre tour, cherché à mettre en évidence par plusieurs séries d'expériences.

1º L'extrait surrénal, mélangé à des substances toxiques diverses ou injecté aux animaux en même temps que ces substances, augmente dans un grand nombre de cas la résistance de l'organisme à l'intoxication. C'est avec le phosphore et avec les poisons de l'urine humaine que nous avons obtenu les résultats les plus frappants : survie prolongée ou même définitive des animaux ayant reçu, en même temps que les poisons, une certaine quantité d'extrait capsulaire, alors que les témoins mouraient rapidement.

2º L'ablation d'une partie du tissu surrénal, notamment la décapsulation unilatérale, ne détermine pas, comme il sem-

blerait logique de le supposer une diminution de la résistance organique aux infections et aux intoxications. Tout
au contraire, dans certaines conditions, toxi-infection diphtérique, empoisonnement par le phosphore, les animaux décapsulés partiellement résistent mieux que les témoins. Nous
avons cru pouvoir expliquer ces faits grâce à la constatation
de l'hypertrophie souvent énorme, et de l'hyperactivité sécrétoire de la glande laissée en place. Celle-ci, plus volumineuse
à elle seule que les deux capsules normales, peut agir sans
doute avec plus d'efficacité et permettre ainsi une lutte plus
active contre l'intoxication. Il y a donc là un nouvel élément de démonstration en faveur du pouvoir antitoxique des
organes surrénaux.

III.—Le rôle important joué par les glandes surrénales dans
la défense de l'organisme est encore démontré par la constance des lésions capsulaires dans les infections et les intoxications aiguës.

Dans une série de recherches portant sur des infections
expérimentales (diphtérie, tétanos, pneumobacille, charbon),
sur des maladies infectieuses aiguës (diphtérie, pneumonie,
variole, fièvre typhoïde, streptococcies), enfin sur des intoxications expérimentales (arsenic, phosphore, mercure) nous
avons observé avec Lœper des lésions surrénales qui
nous ont paru varier plutôt suivant la durée de la survie et la
virulence des agents toxiques en cause, que suivant la nature
même de ceux-ci. Nous avons trouvé dans tous les cas, mais
à des degrés divers, une réaction leucocytique sous forme
de diapédèse diffuse ou de nodules infectieux; une réaction
vasculaire allant de la congestion légère aux ruptures des
vaisseaux avec énormes hémorragies susceptibles de détruire complètement le parenchyme glandulaire, une réaction cellulaire enfin, marquée à son maximum dans la diphtérie et dans l'intoxication phosphorée et qui va de la fonte

des contours cellulaires à la nécrose totale en ilots plus ou moins étendus.

IV. — L'étude clinique des rapports de l'infection aiguë avec les lésions surrénales peut fournir une dernière preuve du rôle dévolu à ces organes dans la protection de l'organisme.

Cette étude est d'ailleurs rendue difficile par le manque de précision des signes que nous possédons actuellement pour déceler les altérations capsulaires. Néanmoins, nous croyons pouvoir considérer comme acquis les faits suivants :

1° Il existe un syndrome d'intoxication aiguë lié à la suppression des fonctions surrénales. Ce syndrome, dans lequel dominent les phénomènes de dépression du système nerveux, est provoqué sans doute par la présence dans l'organisme de certains poisons que les glandes surrénales ont plus spéciale ment pour rôle de neutraliser ou de détruire.

2° Le syndrome d'insuffisance capsulaire aiguë peut éclater brusquement chez des sujets dont les glandes surrénales étaient saines antérieurement. Il s'agit, dans les cas observés jusqu'ici (cas de TALBOT et de BLAKER et BAILEY) d'une infection spéciale de nature encore indéterminée , qui a réalisé à la fois la destruction rapide des capsules par le mécanisme de l'hémorragie et l'introduction dans l'organisme des poisons en cause.

3° Plus souvent, les symptômes d'insuffisance capsulaire aiguë apparaissent chez des sujets porteurs de lésions anciennes des glandes surrénales, que celles-ci soient restées latentes antérieurement ou qu'elles aient donné naissance au tableau plus ou moins complet de la maladie d'Addison. Il n'est pas impossible que, dans certains de ces cas, les substances nocives qui déterminent les accidents se forment dans l'organisme même par un mécanisme d'auto-intoxication. Mais le plus souvent, à ce qu'il nous semble, c'est une infection ou une intoxication intercurrentes qui les introduit dans l'économie. La lésion surrénale antérieure n'intervient alors qu'en rendant impossible la destruction complète des poisons. Ainsi elle peut transformer en une maladie rapidement mortelle une infection qui, chez un sujet normal, eut pu rester bénigne.

BIBLIOGRAPHIE [1]

I. — HISTOLOGIE ET PHYSIOLOGIE NORMALES

1. ALBARRAN et CATHELIN. — Anatomie descriptive et topographique des capsules surrénales. *Revue de gynécologie et de chirurgie abdominale*, 1901, n° 6, page 973.

2. PAPPENHEIM. — Ueber den Bau der Nebenniere. *Arch. fur Anat. und Phys. und w. Med.*, 1840, p. 534.

3. OESTERLEN. — Beitrage zur Physiologie der Organismus. Iena, 1843.

4. ECKER. — Der feinere Bau der Nebenniere, 1846.

5. FREY. — Suprarénal Bodies. Todd's Cyclopedia of Anatomy, t. IV, p. 827. London, 1849.

6. LEYDIG. — Hist. Untersuchungen ueber Fische und Reptibien. Berlin, 1853.

7. KÖLLIKER. — Eléments d'histologie humaine. Paris, 1856 et 1867.

8. ARNOLD. — Beiträge zur der feinere structure und des chemismus der Nebenniere. *Arch. für path. Anat. und Phys.* 1866, page 69.

9. GRANDRY. — Mémoire sur la structure de la capsule surrénale. *Journal de l'Anatomie et de la Physiologie*, 1867, pp. 225 et 389.

10. GOTTSCHAU. — Ueber die Nebenniere. *Sitzungsberichter der Wurzburger. Phys-med Gesellschaft*, 1882, page 454.

11. STILLING. — Zur Anatomie der Nebennieren. *Arch. für path. Anat. und Phys.*, 1887, page 324.

12. DOGIEL. — *Arch. für Anat. und Phys.* 94.

13. PETTIT. — Recherches sur les caps. surr. *Journal de l'anatomie et de la Physiologie*, 1896, pages 302 et 369.

— Thèse doctorat ès-sciences. Paris, 1896.

(1) Nous ne donnons ici que l'indication des travaux cités dans le texte. On trouvera des renseignements bibliographiques complémentaires dans les thèse de Langlois et de Pettit, dans les revues critiques de M. Hallion (*Arch. gén. de médecine*, 1900, t. II, pages 490-506, et 1901, t. II, p. 628-638) enfin dans la revue générale de M. Guibal (Le syndrome addisonien; ses formes cliniques; son traitement. *Gazette des Hôpitaux*, 1901, n° 39, p. 277.)

14. RENAUT. — Traité d'histologie pratique, 1899, t. II, p. 1639.
15. GUIEYSSE. — La caps. surr. du cobaye. Histologie et fonctionnement, Thèse Paris, 1901.
    — Journal de l'anatomie et de la Physiologie, mai 1901.
16. BALFOUR. — Traité d'embryologie, t. II, 1885, page 611.
17. BRAUN. — Bau und entwicklung der Nebennieren. Arbeiten aus den Zool. institut zu Wurzburg, 1882, t. V, page 32.
18. MITSUKURI. — On the development of the suprarenal bodies. Quaterly journal of microscopical science, 1882, page 17.
19. WELDON. — Quarterly Journal of mic. science, 1884.
20. MIHALCOVICZ. — International Monatschrift für Anat. und Hist., t. II, p. 387, 1885.
21. INIBA. — Note on the development of the suprarenal bodies. Journal of the college of Sciences. University Japon, vol. IV, 1891, page 215.
22. JANOSIK. — Arch. fur mik. Anat. 1883, t. XXII.
23. GOTTSCHAU. — Arch. fur mik. Anat. 1883, page 412.
24. AICHEL. — Etude comparée du développement des caps. surr. Arch. für mik. Anat. 1900, bd. IV, p. 180.
25. SWALE VINCENT. — Anatomischer anzeiger, 1900. Bd. XVIII, nos 2, 3, 20 et 21.
26. LANGLOIS. — Les capsules surrénales. Thèse doctorat ès sciences. Paris, 1897.
27. ADDISON. — On the constitutional and local effects of disease of the Sup. Bodies. London, 1855.
28. BROWN SÉQUARD. — Recherches expérimentales sur la physiologie et la pathologie des caps. sur. Comptes-rendus Acad. sciences. 1858, pages 422 et 452.
    — Recherches sur la physiologie et la pathol. des C.S. Archives générales de médecine, 1856.
    — Recherches sur l'importance des fonctions des C.S. Journal de physiologie, 1858, t. I, page 160.
29. PHILIPPEAUX. — Sur l'extirpation des C.S, chez les rats albinos. Comptes-rendus Acad. sciences, 1856, pages 904 et 1155.
30. HARLEY. — An experimental inquiry into the function of the sup. bodies. British and foreign medic. chir. Review. 1854, tome XXI, p. 204.
31. GRATIOLET. — Note sur les effets de l'ablation des C.S. Comptes-rendus Acad. sciences, 1856, page 468.

32. Berruti et Perosino. — Note sulle C. S. *Giornale della R. Acad. di Torino*, 1863, page 357.

33. Schiff. — Sopra l'estirpazione delle C. S. *Union médicale*, 1863, p. 347.

34. Nothnagel. — Exper. Untersuch. ueber die Addisonische Krankheit. *Zeitsch. für klin. Méd.* 1879, page 77.

35. Tizzoni. Extirpation der Nebennieren auf Kaninchen. *Beitr. zur path. Anat. und allg. Path.* 1889, pp. 3-100.
— Sur la physiologie pathologique des C. S. *Archives italiennes de Biologie*, 1884, p. 386, et 1886, p. 372.

36. Stilling. — A propos de quelques expériences sur la maladie d'Addison. *Revue de médecine*, 1890, page 808.
— Note sur l'hypertrophie compensatrice des C. S. *Revue de médecine*, 1888, page 459.

37. Abelous et Langlois. — Note sur la fonction des C. S. chez la grenouille. *Bull. Soc. Biol.* 1891, p. 292.
— *Bull. Soc. Biol.* 1891, page 835, et *Arch. de phys.* 1892, p. 269.
— Toxicité de l'extrait alcoolique du muscle des grenouilles décapsulées. *Bull. Soc. de Biol.*, 1892, page 490.

38. Abelous. — Des rapports de la fatigue avec les fonctions des C. S. *Arch. de Physiol.*, juillet et octobre 1893.

39. Albanèse. — Recherches sur la fonction des C. S. *Arch. ital. de Biol.*, 1892, p. 49, et *Rifor. médic.*, 1892, t. III, p. 686.
— La fatigue chez les animaux décapsulés. *Arch. ital. de Biol.*, 1892, p. 338.

40. Langlois. — Destruction des C. S. chez le chien. *Bull. Soc. de Biol.*, page 444, et *Arch. de Phys.*, p. 448.
— et Abelous. — Fonction des C. S. chez le cobaye. *Arch. de Phys.*, p. 456, 1892, et *Bull. Soc. de Biol.*, 1892, p. 388.
— Action toxique du sang des mammifères après destruction des C. S. *Bull. Soc. de Biol.*, 1892, p. 165.

41. Gourfein. — Recherches physiologiques sur la fonction des C. S. *Revue médicale de la Suisse romande* 1896, p. 113.
— Rôle de l'auto-intoxication dans le mécanisme de la mort des animaux décapsulés. *Comptes-rendus de l'Acad. des Sc.*, 19 juillet 1897.

42. Boinet. — Congrès de médecine interne de Lyon, 1894, p. 606.

Boinet. — Congrès de médecine interne de Bordeaux, 1895, p. 699.
— Congrès de médecine interne de Montpellier, avril 1898.—
— *Bulletin Soc. de Biol.*, 1895, pp. 162, 273, 325,498 et 646.
—   —   —   1896, pp. 164 et 364.
—   —   —   1897, 8 et 15 mai.
—   —   —   1899, 15 juillet et 22 juillet.
— *Revue de médecine*, 1897, page 136.
— Comptes-rendus du XIIIe congrès international de médecine. *Section de Patth. int.*, 1900, p. 518.

43. Thiroloix. — Procédé d'ablation des C. S. sur le chien. *Soc. anatomique*, 1892, p. 207.
— Fonction des C. S. *Soc. anat.*, décembre 1894, p. 115.

44. Ettlinger et Nageotte. — Lésions du système nerveux par ablation des C. S. *Bull. Soc. de Biol.*, 1896, p. 966.

45. Donetti. — Lésions des centres nerveux après ablation des C. S. *Revue neurologique*, 1897, p. 566.

46. Haltgren et Anderssen. — Etude sur la phys. et l'anat. des C. S. *Skand. Arch. für Phys.*, 1899, pp. 73-312. Analyse in *Journal de Phys. et de Path. générale*, 1900, p. 187.

47. Moore et Purinton. — Causes de la mort après ablation des surrénales. *American Journ. of Phys.*, 1900, page 51.

48. Strehl et Weiss. — Beiträge zur Phys. der nebenniere. *Pfluger's Archiv*, t. XXXVI, 1900.

49. Matsoukis Calogero. —Etudes des capsules surrénales. Thèse. Paris, 1901.

50. Foa et Pellacani. — *Rivista clinica de Bologne*, 1874.
— *Archivio per le scienze med.*, 1879, vol. III, page 24.

51. Guarnieri et Marino Zucco. — Action toxique de l'extrait des C. S. *Arch. ital. de Biol.* 1886, p. 334.

52. Marino, Zucco et Dutto. — *Moleschott's Untersuchungen*, t. XIV.

53. Alezais et Arnaud. — Recherches sur la toxicité des C. S. *Marseille médic.* 1889, p. 637, et 1890 pp. 81 et 225.
— Recherches expérimentales sur les C. S. Ibidem, pp. 11, 94, 131 et 195.

54. Tizzoni. — Physiologie pathologique des C. S. *Arch. ital. de Biol.*, 1884, p. 386.

55. Oliver et Schaefer. — Physiological effects of extraits of the suprarenal bodies, *Jl of Phys.* 1894 et 1895.

56. Gluzinsky. — Toxicité de l'extrait des C. S. *Wiener klin. Wo chens.* 1895, n° 14.

57 Cybulski. — Ueber die Function der Nebenniere. *Wiener mc- diz. Woch.* 1896, pp. 215 et 255.

58. Gourfein. — Recherches sur une substance toxique extraite des C. S. *Revue méd. de la Suisse Romande,* octobre 95.

59. Caussade. — Effets de l'injection d'extrait de C. S. chez les animaux. *Bull. Soc., Biol.* 18 janvier 1896.

60. Dubois.—Action des extraits de C. S. *Bull. Soc. de Biol.,* 11 janvier 1896.
— Des variations de toxicité des extraits de C. S. *Arch. de Phys.* 1896, p. 412.
— De la pathogénie de la maladie d'Addison. Thèse, Nancy, 1896.

61. Swale Vincent. — Effets de l'extrait de C. S. *Jl. of phys.* septembre 1897.

62. Gley. — Recherches sur les fonctions de la glande thyroïde, *Arch. de phys.,* janvier et avril 1892.

63. Brown-Séquard. — Influence de l'extrait de C. S. sur les cobayes décapsulés. *Bull. Soc. Biol.* 1892, p. 410.

64. Szymonovicz. — Die fonction der Nebenn. *Arch. für Anat. und Phys.* août 1896, p. 19.

65. Velich. — *Wiener med. Blaetter,* 1896, nᵒˢ 15 à 21, et *Wiener. med. Wochens.,* 25 juin 1898.

66. Gottlieb. — Ueber die Wirkung der N. extracts auf Herz. *Arch. für Path. und Pharm.,* 1896, p. 99.

67. Langlois. — Action des agents oxydants sur l'extrait de C. S. *Bull. Soc. Biol.* 29 mai 1897.
— Du foie comme agent destructeur de la substance active des C. S. *Bull. Soc. Biol.* 12 juin 1897.
— Le mécanisme de destruction du principe actif des C. S. *Arch. de Phys.* 1898, p. 124.

68. Livon. — Glandes hypertensives et glandes hypotensives. *Bull. Soc. Biol.* 1898, 22 et 29 janvier.
— XIIIᵉ Congrès international. Section de Physiologie, 1900, page 206.

69. Svelha. — Recherches sur la sécrétion interne du thymus, du corps thyroïde et des C. S. des embryons. *Arch. für expe- rim. Path. und Pharm.* 1900, p. 321.

70. Gley et Langlois. — Antagonisme des glandes. *Bull. Soc. Biol.* 29 juin 1898.

71. Boruttau. — Expériences sur les C. S. *Arch. für die gesam. Phys.* 1899. LXXVIII, p. 77.

72. Lewandowski. — Action de l'extrait surrénal sur l'œil. *Centralblatt für Phys.*, 1898, Bd. XIII, n° 18.

73. Guinard et Martin. — Action de l'extrait capsulaire de l'homme sain. *Bull soc. Biol.* 1899, 4 février p. 96. et *Journal de Phys. et de Path. générale.* 1899, juillet.

74. Bates. — L'extrait de C. S. dans les affections oculaires. *New York med. Jl.* 1896, 16 mai.

75. Dor. — *Province médicale,* juillet 1895.

76. Barraud. — Thèse Lyon, 1897.

77. Bardier et Fraenkel. — Action de l'extrait surrénal sur la circulation rénale et la diurèse. *Bull. Soc. Biol.* 24 janv. 1899.
— *Jour. de Phys. et de Path. génerales.* 15 mai 1899. p. 463.

78. Lewandowski. — Effet des injections d'extrait surrénal sur les muscles lisses. *Centralb. fur Phys.* 1900 n° 17, p. 433.
— La sécrétion interne des C. S. *Zeitsch. für klin. med.* 1899. p. 535.

79. Camus et Langlois. — Sécrétion surrénale et pression artérielle. *Bull. Soc. Biol.* 3 mars 1900, p. 210.

80. Langlois. — De l'opothérapie dans la maladie d'Addison. *Presse médicale,* 19 septembre 1896.

81. Mahé. — Th. Paris, 1894.

82. Dupaigne. — Th. Paris, 1896.

83. Béclère. — *Société médicale des hôpitaux.* Février 1898.

84. Nicolas et Cade. — Maladie d'Addison traitée par l'opothérapie surrénale. *Province médicale,* 15 juillet 1899.

85. Andérodias. — L'opothérapie surrénale. *Journal de médecine de Bordeaux,* 1900, pp. 467, 497 et 513.

86. Engelhardt. — L'opothérapie dans la maladie d'Addison. *Munchener Med. Wochensch,* 11 sept. 1900.

87. Edel. — *Munchener Med. Wochensch.* 25 décembre 1900.

88. Boinet. — Troubles nerveux chez un addisonnien à la suite d'ingestion de capsules surrénales de veau. *Bull. Soc. Biol.* 11 novembre 1898.

89. Rendu. — *Bulletin Société médicale des Hôp.* 1899, p. 105.
24 février.

90. Mankowski. — Emploi de l'extrait de C. S. pour rappeler à
la vie les chloroformisés en état de mort apparente. *Archives
russes de Path.*, août 1897 et mars 1898.

91. Slight. — L'extrait de C. S. comme excitant des contractions
utérines et comme tonique du cœur. *Semaine médicale,*
1901, n° 19, 1er mai.

92. Schæfer. — *British medical Journal,* 1901, I, p. 1009.

93. Flœrsheim. — Action de l'extrait de C. S. dans les maladies
du cœur. *New-York med. Journal,* 14 et 18 mai 1901.

94. Härner. — Action de l'extrait de C. S. sur la muqueuse nasale
Wiener Klin. Woch. n° 19, 9 mai 1901.

95. Somers. — Action de l'extrait de C. S. dans les affections de
l'oreille moyenne. *The therapeutic Gazette,* décembre 1901.

96. Grunbaum. — Effets de l'injection d'extrait de C. S., *British med.
Journal,* 3 novembre 1900.

97. Lermitte. — Propriétés hémostatiques de l'extrait de C. S.
British med. Jl. 1899, 25 février, p. 467.

98. Mackensie. — *British med. Jl.* 1901. I, p. 1009.

99. Hobgood. — Ibidem, 1901, I, p. 1266.

100. Crary. — Usage de l'extrait de C. S. dans le goître exopht.
New-York med. jl. 1898, p. 543.

101. Dufour et Roques de Fursac. — Neurasthénie et C. S.
Revue neurologique, 1899, t. II, p. 896.

102. Neter. — Traitement du rachitisme par l'extrait de C. S.
Jahresbericht für Kinderheil., 1900, Bd. 52, p. 601.

103. Stottzner. — id. id. *Deutsch med. Woch.* 1899, n° 37.

104. Brunet. — Emploi thérapeutique des C. S. Thèse 1900-1901.

105. Vulpian. — Note sur quelques réactions propres à la substance des C. S. *Acad. des sciences,* 1856, p. 663.
— Leçons sur l'appareil vasomoteur, t. II, 1873, p. 38.

106. Virchow. — Zur Chemie der Nebenn. *Arch. für path.
Anat. und Phys.* XII, p. 404, 1857.

107. Arnold. — Beiträg zur der structur und der Chem. der
Nebenn. *Arch. für Path. Anat.* 1886, p. 64.

108. Krukenberg. — Die farbigen Derivate der Nebenn. Chro-
mogene. *Arch. für Path. Anat.* 1885, p. 542.

109. Muhlmann. — Zur Phys. der Nebenn. *Deutsch. med. Woch.* 1896, p. 409.

110. Frenkel. — Die Sphygmogenin. *Wiener Mediz. Wochens.* 1896, p. 547.

111. Supino. — Sulla fisio-patologia delle C. S. *Riforma medica.* sept. 1892, p. 685.

112. Furth. — Nature de l'extrait de C. S. *Zeitsch für Physiol. Chem.* 1897.
— Zur Kenntniss der brenzcatechinahlinchen Substanz der Nebennieren. *Zeitschrift für Physiol. Chem.*, 1900, XXIX, 105-123.

113. Abel. — Matière chimique du principe actif des C. S. *Bull. of the Johns Hopkins Hosp.* 1898.
— On the ester of epinephrin. *Am. Jl. of Physiology.* 1900, III, p. 17.

114. Takamine. — *Therapeutic Gazette*, 1902, p. 221.

115. Aldrich. — On the active principe of the suprarenal glande. *Amer. Jl Phys.* 1901, n° 7, p. 457.

116. Langlois et Rehns. — Les C. S. pendant la vie fœtale. *Bull. soc. Biol.*, 25 février 1899.

117. Biedl. — Action de l'extrait de C. S. sur la pression artérielle. *Semaine médicale*, 1896, p. 27.

118. Apolant. — Ueber Reizung der Nebenn. *Centralblatt für Phys.*. 21 janvier 1899.

II. — PHYSIO-PATHOLOGIE EXPÉRIMENTALE

119. Boinet. — C. S. et neurine. *Bull. Soc. de biol.*, 28 mars 1899.

120. Abelous. — La physiologie des glandes à sécrétion interne. *Revue générale des sciences*, 1893.
— Sur l'action antitoxique des C. S. *Bull. soc. de Biol.*, 15 juin 1893, et *Arch. de Phys.*, 1895.
— Pouvoir antitoxique des organes vis-à-vis de la strychnine. *Bull. soc. Biol.*, 2 avril 1898, page 398.

121. Bardier. — Historique général du rôle antitoxique des organes. *Presse médicale*, 1896, p. 309.

122. Charrin et Langlois. — Action antitoxique du tissu des C. S. *Bull. soc. de Biol.*, 1894, p. 410.

123. Charrin et Langlois. — Du rôle des C. S. dans la résistance à certaines infections. *Bull. Soc. Biol.*, 1896, p. 708.

124. Wybauw. — Etude des C. S. dans les maladies infectieuses expérimentales. Bruxelles, 1897 (mémoire du concours des bourses de voyages).

125. Oppenheim. — Du rôle des C. S. dans la résistance à quelques infections expérimentales. *Bull. soc. Biol.*, 22 mars 1901.
— Du rôle des C. S. dans la résistance à la toxi-infection diphtérique. *Bull. soc. Biol.*, 22 mars 1901.

126. Lesné. — Etude de la toxicité de quelques humeurs de l'organisme. Thèse, Paris, 1899.

127. Winter. — Concentration moléculaire des liquides de l'organisme. *Arch. de Phys.*, 1896.

128. Bousquet. — Recherches cryoscopiques sur le sérum sanguin. Thèse, Paris, 1899.

129. Claude et Balthazard. — *Journal de Physiologie et de Path. générale*, 15 mai 1899.
— La Cryoscopie des urines. Paris, 1901 (*Actualités médicales.*)

130. Bigard et Bernard. — Sérum surréno-toxique. *Bull. soc. de Biol.*. 1901, n° 7, 22 février.

131. Lucebelli. — Ablation des C. S. et infection. *Gazetta degli Ospedali*, n° 117, 1901.

132. Roger. — Action des poisons sur le foie. Thèse Paris, 1888, et *Arch. de Phy.*, 1892.
— Traité de Path. générale de Bouchard, tome I, pp. 808, 885 et 994.

133. Calmette. — *Société de Biologie*, 1899, p. 202.

134. Besredka. — *Annales de l'Institut Pasteur*. 1899, XIII. pp. 49 et 209.

135. Behring, Domitz et Rousse. — *Arch. int. de Pharmac. et de thérap.* 1899, t. VI, p. 221.

136. Kobert, Stender, Lipsky. — Arbeiten der pharmac. Institut zu Dorpat, 1893 et 1894, t. VII et XI.

137. Metchnikoff. — L'immunité dans les maladies infectieuses, 1901, pages 416 et suivantes.

III. — ANATOMIE PATHOLOGIQUE

138. Roux et Yersin. — *Annales de l'Institut Pasteur*, 1889.

139. Charrin et Langlois. — Lésions des C. S. dans l'infection. *Bull. Soc. Biol.* 1893, p. 812.
— Hypertrophie des C. S. par infection expérimentale. *Ibidem*, p. 131, 1896.

140. ROGER. — C. S. lesées par l'infection pneumobacillaire. *Bull. Soc. Biol.* 27 janvier 1894 et *Presse médicale*, 1894, p. 35.
— Les maladies infectieuses, 1902.

141. PILLIET. — Pigmentation et hémorragies des C. S. *Bull. soc. Biol.*, 1894, 3 février.
— Lésions des C. S. dans quelques empoisonnements. *Arch. de phys.*, 1895, p. 555.

142. PARROT. — Etude sur l'encéphalopathie urémique et le tétanos des nouveau-nés. *Arch. générales de médecine*, 1872, p. 257, tome 99.

143. MATTEI. — Recherches sur l'anat. path. des C. S. *Lo sperimentale*, 1863, p. 386.

144. TOUPET. — *Bulletin soc. anat.*, 1887.

145. R. WAY. — *Virchow's Arch.*, 1887, page 446.

146. PRITCHARD — *The Lancet*, 1890, I, p. 750.

147. LECOMTE. — Les hémorragies des C. S., thèse, Paris, 1897.

148. ARNAUD. — Les hémorragies des C. S. *Arch. gén. de médecine*, 1900, t. II, p. 1 à 65.

149. OPPENHEIM et LŒPER. — Lésions des C. S., dans quelques infections expérimentales aiguës. *Bull. Soc. biol.*, 22 mars 1901 et *Arch. de méd. expérim. et d'anat. path.*, mai 1901
— — Lésions des C. S., dans quelques maladies infect. aiguës. *Bull. soc. Biol.*, 13 juillet 1901, et *Arch. de méd. expérim. et d'anat. path.*, septembre 1901.
— — Lésions de C. S. dans quelques intoxications expérimentales. *Bull. soc. Biol.*, 8 février 1902.

150. WEIL. — Le sang et les réactions défensives de l'hématopoïèse dans la variole. Thèse, Paris, 1901.

IV. — ÉTUDE CLINIQUE

151. ADDISON. — On the constitutional and local effects of diseases of the suprar. bodies. London, 1855.

152. MARTINEAU. — La maladie d'Addison, thèse, Paris, 1864.

153. MATTEI. — *Gazette hebdomadaire*, 1864, p. 35.

154. JACCOUD. — Article : Diabète bronzé, in Dictionnaire de médecine et de chirurgie pratiques.
— La maladie d'Addison. *Union méd.*, 1888, p. 987.

155. Lancereaux. — Les rapports des lésions des C. S. et de la maladie d'Add. *Archives de méd.*, janvier 1890.

156. Alezais et Arnaud. — Etude sur la tuberculose des C. S. *Revue de médec.*, 1891, p. 293.

157. Raymond. — La pigmentation dans la maladie d'Addison. *Arch. de phys.*, 1891, p. 429.

158. Brault et Perruchet. — *Semaine médicale,* 1892.

159. Brault.—Traité de médecine de Charcot-Bouchard, 1ro édition, tome V.

160. Von Kah'lden. — Beiträg zur Path. Anat. des Addison's Krankheit. *Arçh. für Anat. und Phys.* Bd. CXIV.

161. Guay. — Pathogénie de la maladie d'Addison. Thèse Paris, 1894.

162. Chauffeard.— L'intoxication addisonienne. *Semaine médicale,* 14 février 1894.

163. Brault.—Traité de médecine de Charcot-Bouchard, 2me édition, t. V, p. 792, 1902.

164. De Vecchi. — Tuberculose expérimentale des C. S. *Central-blatt für allg. Path.* 1901, n° 14, page 577.

165. Ehrmann. — Les lésions histologiques de la peau dans la maladie d'Addison. *Soc. de méd. de Vienne,* 1901.

166. Ihler. — Mort subite dans la maladie d'Addison, thèse, Paris, 1896.

167. Ebstein. — D'un syndrome péritonéal survenu dans quelques cas de maladie d'Addison. *Deutsche med. Woch.,* 11 novembre 1897.

168. Sergent et Bernard. — Note pour servir à l'étude de la path. des C. S. *Bull. Soc. de Biol.* 24 décembre 1898.
— — Sur un syndrome clinique à évolution aiguë lié à l'insuffisance des C. S. *Arch gén. de méd.* 1899, t. II, p. 27.
— — La maladie d'Addison et le syndrome de l'insuffisance capsulaire. *XIIIe Congrès int. de médecine,* 1900, sect. de Path. int., p. 515.

169. Dieulafoy. — Maladie d'Addison sans teinte bronzée. Cliniques médicales de l'Hôtel-Dieu, 1897-98.

170. Bressy. — Formes latentes de la maladie d'Addison, thèse Paris, 1898.

171. Lecomte. — Les hémorragies des C. S. Thèse, Paris, 1897,

172. Floersheim et Ouvry. — *Bull. soc. anat.* 1898., p. 73.

173. Jonas. — Surgery of the suprarenal Bodies. *Annals of Surgery*. 1898, n° 4.

174. Janowsky. — Inflammation primitive suppurée des C. S. *Gazeta lekarska*, 1898, n° 14 (Analyse in *Presse médicale*, 1899, n° 5).

175. Evans. — Addison's disease following enteric fever. *Lancet*, 1900, I, 9 juin, p. 1655.

176. Vollbracht. — Maladie d'Addison après du purpura hémorragique. *Wiener klinische Wochensch*. 13 juillet 1899, n° 28.

177. Talbot. — Hémorragies in to the suprarenal bodies. *St Bartholem. Hospital Reports*. vol. 36, 1900, p. 207.

178. Blaker et Bailey. — On some cases of hemorragies into the skin and suprarenal bodies. *British medical journ*. 13 juillet 1901.

179. Andrews. — *Pathological Society Transactions*, 1898.

180. Garrod et Drysdale. — *Pathological Society Transactions*, 1898.

181. Laignel Lavastine. — Hémorragies des glandes surrénales. *Bull. soc. anat.*, 12 décembre 1901.

182. Neusser. — Die Erkrankungen der Nebennieren. Wien, 1897.

183. Menetrier et Oppenheim. — Maladie d'Addison à évolution suraiguë. Mort rapide par infection angineuse. *Bull. soc. méd. des hôpitaux*, 30 mars 1900.

184. Ewald. — Tuberculose aiguë des C. S. *Berliner klinische Wochenschr*. 30 novembre 1893.

185. Chaillous. — Epithélioma des C. S. *Bull. soc. anat.*, 1897, p. 934.

186. Oppenheim. — Les adénomes des C. S. *Bull. soc. anat.*, décembre 1900.

187. Couzin. — Accidents aigus de la tuberculose des C. S. Thèse. Paris, février, 1899.

188. Poulain. — Tuberculose des C. S. Erythème scarlatiniforme desquamatif. *Bull. soc. anat.*, 2 juin 1899, p. 537.

189. Nattan Larrier. — Maladie d'Addison, accidents suraigus. Infection à streptocoques. *Bull. soc. méd. des hôpit.*, 27 avril 1900.

190. Collinet. — *Bull. soc. anat.* 1893, p. 117.

191. Letulle. — Mort subite dans la tuberculose des C. S. *B. soc. anat.*, 1894, p. 200.

192. ACHARD.—Mort subite au cours d'une tuberculose des Capsules Surrénales *Bull. soc. méd. des hôpit.* 1900, 27 avril, p. 472.
193. FISH. — Maladie d'Addison avec pyrexie. *British méd. Journal*, novembre 1895.
194. GILBERT et GRENET. — Mort par insuffisance capsulaire dans la maladie d'Addison. *Journal des praticiens*, 14 mai 1898, n° 20, p. 305.
195. ROUQUÉS. — Substances thermogènes extraites des tissus sains et fièvre par auto-intoxication, thèse, 1893.

TABLE DES MATIÈRES